·中医考试必备掌中宝典·

方剂学

主　编　于丽芳
编　委　代文杰　马晓鹏　申仲凯　王　花
王旭东　药红霞　王雅琴

山西出版传媒集团
山西科学技术出版社

图书在版编目(CIP)数据
方剂学/于丽芳主编．—2版．—太原：山西科学技术出版社，2012.9(2025.8重印)
(中医考试必备掌中宝典)
ISBN 978-7-5377-4240-5
Ⅰ.①方… Ⅱ.①于… Ⅲ.①方剂学—中医师—资格考试—自学参考资料 Ⅳ.①R289
中国版本图书馆CIP数据核字(2012)第174378号

·中医考试必备掌中宝典·
方剂学

主　编　于丽芳
出　版　山西出版传媒集团·山西科学技术出版社(太原建设南路21号 邮编:030012)
发　行　山西出版传媒集团·山西科学技术出版社(电话:0351—4922121)
印　刷　山西基因包装印刷科技股份有限公司
开　本　850×1168　1/128　印张　1.5　字数　51千字
版　次　2012年9月第2版　2025年8月第30次印刷
书　号　ISBN 978-7-5377-4240-5
定　价　5.00元

目　录

第一章　解表剂

凡以解表药为主组成，具有发汗、解肌、透疹等作用，可以治疗表证的方剂，统称解表剂。

第一节　辛温解表

麻黄汤

【功用】发汗解表，宣肺平喘。

【主治】外感风寒表实证。恶寒发热，头疼身痛，无汗而喘，舌苔薄白，脉浮紧。

【方解】麻黄：发汗解表，宣肺平喘。

桂枝：发汗解肌，温经散寒。

杏仁：降利肺气，止咳平喘。

炙甘草:调和诸药。

【方歌】麻黄汤中用桂枝,杏仁甘草四般施,

发热恶寒头项痛,喘而无汗服之宜。

【联想】干妈贵姓。

桂枝汤

【功用】解肌发表,调和营卫。

【主治】外感风寒表虚证。头痛发热,汗出恶风,鼻鸣干呕,苔白不渴,脉浮缓或浮弱者。

【方解】桂枝:解肌发表。

芍药:益阴敛营。

生姜:辛温解表,暖胃止呕。

大枣:甘平补中,滋脾生津。

炙甘草:调和诸药。

【方歌】桂枝汤治太阳风，芍药甘草姜枣同，

解肌发表调营卫，表虚有汗此为功。

【联想】大芍炒姜汁。

九味羌活汤

【功用】发汗祛湿，兼清里热。

【主治】外感风寒湿邪，兼有里热证。恶寒发热，肌表无汗，头痛项强，肢体酸楚疼痛，口苦微渴，舌苔白或微黄，脉浮。

【方解】羌活：祛风散寒，胜湿止痛。

防风、苍术：祛风除湿，发汗解表。

细辛、川芎、白芷：散风寒，宣湿痹，行气血，止疼痛。

黄芩、生地：清泄里热，佐制温燥。

甘草：调和诸药。

【方歌】九味羌活用防风，细辛苍芷与川芎，

黄芩生地同甘草,分经论治宜变通。

【联想】秦皇尝百草,细心防枪刺穿胸。

香薷散

【功用】祛暑解表,化湿和中。

【主治】阴暑。恶寒发热,腹痛吐泻,头重身痛,无汗,胸闷,舌苔白腻,脉浮。

【方解】香薷:解表除寒,祛暑化湿。

白扁豆:健脾和中,渗湿消暑。

厚朴:行气除满,内化湿滞。

【方歌】三物香薷豆朴先,散寒化湿功效兼,

若益银翘豆易花,新加香薷祛暑煎。

【联想】豆香扑鼻。

小青龙汤

【功用】解表散寒，温肺化饮。

【主治】外寒内饮证。恶寒发热，无汗，胸痞喘咳，痰多而稀，或痰饮喘咳，不得平卧，或身体疼重，头面四肢浮肿，舌苔白滑，脉浮者。

【方解】麻黄、桂枝：发汗解表，宣肺平喘。

干姜、细辛：温肺化饮，解表散寒。

半夏：燥湿化痰，和胃降逆。

五味子、芍药：敛气养阴。

炙甘草：益气和中，调和诸药。

【方歌】小青龙汤最有功，风寒束表饮停胸，

辛夏甘草和五味，姜桂麻黄芍药同。

【联想】少将为嘛甘心下跪。

止嗽散

【功用】宣利肺气，疏风止咳。

【主治】风邪犯肺证。咳嗽咽痒，咯痰不爽，或微有恶风发热，舌苔薄白，脉浮缓。

【方解】紫菀、白前、百部：止咳化痰。

桔梗、橘红：宣降肺气，止咳消痰。

荆芥：疏风解表利咽。

甘草：调和诸药，伍桔梗清利咽喉。

【方歌】止嗽散内用桔梗，紫菀荆芥百部陈，

白前甘草共为末，姜汤调服止嗽频。

【联想】百草园前臣敬接。

第二节　辛凉解表

银翘散

【功用】辛凉透表，清热解毒。

【主治】温病初起。发热无汗，或有汗不畅，微恶风寒，头痛口渴，咳嗽咽痛，舌尖红，苔薄白或微黄，脉浮数。

【方解】银花、连翘：辛凉透表，清热解毒。

薄荷、牛蒡子：辛凉解表，解毒利咽。

荆穗、豆豉：开皮毛、逐表邪。

桔梗、甘草：宣肺利咽，止咳化痰。

竹叶、芦根：甘凉清热，生津止渴。

【方歌】银翘散主上焦病，竹叶荆牛豉薄荷，

甘桔芦根凉解法，清疏风热煮无过。

【联想】猪吃金，牛喝银，草根更俏。

桑菊饮

【功用】疏风清热，宣肺止咳。

【主治】风温初起。但咳，身热不甚，口微渴，脉浮数。

【方解】桑叶、菊花：透肺络之热，散上焦风热。

薄荷：辛凉解表，疏散风热。

桔梗、杏仁：宣肺止咳。

连翘：清热解毒。

芦根、甘草：甘寒清热，生津止渴。

【方歌】桑菊饮中桔杏翘，芦根甘草薄荷饶，

清疏肺卫轻宣剂，风温咳嗽服之消。

【联想】荷花根，巧接杏桑果。

麻黄杏仁甘草石膏汤

【功用】辛凉宣肺，清热平喘。

【主治】表邪未解，肺热咳喘证。身热不解，咳逆气急鼻煽，口渴，有汗或无汗，舌苔薄白或黄，脉浮而数者。

【方解】麻黄：宣肺解表而平喘。

石膏：清泄肺热，生津止渴。

杏仁：降肺气，止喘咳。

炙甘草：调和诸药。

【方歌】伤寒麻杏甘石汤，汗出而喘法度良，

辛凉宣泄能清肺，定喘除热效力彰。

【联想】干妈姓石。

柴葛解肌汤

【功用】解肌清热。

【主治】感冒风寒，郁而化热证。恶寒渐轻，身热增盛，无汗头痛，目疼鼻干，心烦不眠，嗌干耳聋，眼眶痛，舌苔薄黄，脉浮微洪者。

【方解】葛根、柴胡：解肌清热。

羌活、白芷：解表止痛。

黄芩、石膏：清泄里热。

白芍、甘草：敛阴和营。

桔梗：宣肺利气。

【方歌】陶氏柴葛解肌汤，邪在三阳热势张，

芩芍桔甘羌活芷，石膏大枣与生姜。

【联想】钦差高举枪，白要姜枣草根。

升麻葛根汤

【功用】解肌透疹。

【主治】麻疹初起，疹出不透,身热头痛,咳嗽,目赤流泪,口渴,舌红,脉数。

【方解】升麻:解肌透疹。

葛根:解肌透疹,清热生津。

芍药:和营泄热。

炙甘草:益气和中。

【方歌】阎氏升麻葛根汤,芍药甘草合成方,

麻疹初期发不透,解肌透疹此为良。

【联想】麻哥要草。

第三节 扶正解表

败毒散

【功用】散寒祛湿,益气解表。

【主治】气虚外感证。憎寒壮热，头项强痛，肢体酸痛，无汗，鼻塞声重，咳嗽有痰，胸膈痞满，舌淡苔白，脉浮而按之无力。

【方解】羌活、独活：辛温解表，散寒除湿。

川芎、柴胡：散寒止痛，解肌清热。

枳壳、桔梗、前胡、茯苓、甘草：利肺气、除痰湿，止咳嗽。

生姜、薄荷：发散风寒。

人参：扶助正气，鼓邪外出。

【方歌】人参败毒茯苓草，枳桔柴前羌独芎，

薄荷少许姜三片，时行感冒有奇功。

【联想】活熊身伏草埂，二虎只可强攻。

参苏饮

【功用】益气解表，理气化痰。

【主治】虚人外感风寒，内有痰饮证。恶寒发热，无汗，头痛，鼻塞，咳嗽痰白，胸膈满闷，倦怠无力，气短懒言，舌苔白，脉弱。

【方解】苏叶、葛根：发散风寒，解肌透邪。

前胡、半夏、桔梗：止咳化痰，宣降肺气。

陈皮、枳壳：理气宽胸。

人参：扶正托邪。

茯苓：健脾，渗湿，消痰。

木香：行气，醒脾畅中。

甘草：补气安中，兼和诸药。

【方歌】参苏饮内用陈皮，枳壳前胡半夏齐，

干葛木香甘桔茯，气虚外感最相宜。

【联想】葛老、陈叔、胡苓姐可拌香参。

再造散

【功用】助阳益气，解表散寒。

【主治】阳气虚弱，外感风寒。恶寒发热，热轻寒重，无汗肢冷，倦怠嗜卧，面色苍白，语言低微，舌淡苔白，脉沉无力，或浮大无力。

【方解】黄芪、人参：益气固表，鼓邪外出。

附子、桂枝、细辛：助阳散寒解表。

羌活、川芎、防风：辛温解表。

煨姜、大枣、甘草：温补脾胃，调和营卫。

芍药：益阴敛营，制约温燥。

【方歌】再造散用参芪甘，桂附羌防芎芍参，

细辛煨姜大枣入，阳虚外感服之安。

【联想】早起穿少干活，缝织人生幸福。

加减葳蕤汤

【功用】滋阴解表。

【主治】阴虚外感风热证。头痛身热，微恶风寒，无汗或有汗不多，咳嗽，心烦，口渴，咽干，舌红脉数。

【方解】玉竹：滋阴液，润肺燥。

葱白、豆豉、薄荷、桔梗：解表宣肺，止咳利咽。

白薇：凉血清热。

甘草、大枣：滋脾增液。

【方歌】加减葳蕤用白薇，豆豉生姜桔梗随，

草枣薄荷八味共，滋阴发汗功可慰。

【联想】玉竹姐为何早操吃葱。

第二章　泻下剂

凡以泻下药为主组成，具有通便、泻热、功积、逐水等作用，治疗里实证的方剂，称为泻下剂。

第一节　寒下

大承气汤

【功用】峻下热结。

【主治】1. 阳明腑实证。大便不通，频转矢气，脘腹痞满，腹痛拒按，按之则鞕，日晡潮热，神昏谵语，手足濈然汗出，舌苔黄燥起刺或焦黑燥裂，脉沉实。2. 热结旁流。下利清水，色纯青，其气臭秽，脐腹疼痛，按之坚鞕有块，口舌干燥，脉滑数。3. 里热实证之热厥、痉病或发狂。

【方解】大黄:泻热通便,荡涤肠胃。

芒硝:咸寒泻热,软坚润燥。

厚朴、枳实:行气散结,消痞除满。

【方歌】大承气汤用硝黄,配伍枳朴泻力强,
痞满燥实四症见,峻下热结宜此方;
去硝名曰小承气,便鞭痞满泻热良,
调胃承气硝黄草,便秘口渴急煎尝。

【联想】消食大夫。

大黄牡丹汤

【功用】泻热破瘀,散结消肿。

【主治】肠痈初起。右下腹疼痛拒按,或右足屈而不伸,伸则痛甚,甚则局部肿痞,或时时发热,自汗恶寒,舌苔薄腻而黄,脉滑数。

【方解】大黄：泻肠中湿热郁结之毒。
芒硝：软坚散结，攻下瘀热。
桃仁、丹皮：凉血散血，凉血化瘀。
冬瓜子：清利湿热，排脓消痈。

【方歌】金匮大黄牡丹汤，桃仁瓜子芒硝襄，
肠痈初起腹按痛，苔黄脉数服之康。

【联想】将军推销丹东桃。

第二节　温下

大黄附子汤

【功用】温里散寒，通便止痛。

【主治】寒积腹痛。便秘腹痛，胁下偏痛，发热，手足不温，舌苔白腻，脉弦紧。

【方解】附子：温阳散寒。

细辛：除寒散结。

大黄：荡涤肠胃，泻除积滞。

【方歌】金匮大黄附子汤，细辛散寒止痛良，

冷积内结成实证，功专温下妙非常。

【联想】将军存要细辛。

温脾汤

【功用】攻下寒积，温补脾阳。

【主治】寒积腹痛。便秘腹痛，脐下绞结，绕脐不止，手足欠温，苔白不渴，脉沉弦而迟。

【方解】附子、干姜：温阳祛寒。

人参、甘草：益气补脾。

大黄：荡涤积滞。

【方歌】温脾参附与干姜，甘草当归硝大黄，
寒热并行治寒积，脐腹绞结痛非常。

【联想】谁敢在将军府抄人。

第三节　润下

五仁丸

【功用】润肠通便。

【主治】津枯便秘。大便干燥，艰涩难出，以及年老或产后血虚便秘。

【方解】杏仁：滋肠燥，降肺气。
桃仁：润燥滑肠。
柏子仁：润肺治燥。
松子仁：润五脏，治虚秘。

陈皮:理气行滞。

【方歌】五仁柏仁杏仁桃,松仁陈皮郁李饶,

炼蜜为丸米饮下,润肠通便此方效。

【联想】桃李松柏杏仁陈。

济川煎

【功用】温肾益精,润肠通便。

【主治】肾虚便秘。大便秘结,小便清长,腰膝酸软,舌淡苔白,脉沉迟。

【方解】肉苁蓉:温肾益精,暖腰润肠。

当归:养血润肠。

牛膝:补肾强腰。

枳壳:宽肠下气。

泽泻:利湿泄浊。

升麻:升举清阳。

【方歌】济川归膝肉苁蓉,泽泻升麻枳壳从,
肾虚津亏肠中燥,寓通于补法堪宗。

【联想】卸只牛肉马上归。

麻子仁丸

【功用】润肠泻热,行气通便。

【主治】脾约证。肠胃燥热,脾津不足,大便秘结,小便频数。

【方解】火麻仁:润肠通便。
杏仁、白芍:降气润肠,养阴和里。
大黄、枳实、厚朴:泻热通便,下气破结。

【方歌】麻子仁丸治脾约,大黄枳朴杏仁芍,
胃热津枯便难解,润肠通便功效高。

【联想】黄世仁烧杏脯通便。

第四节　攻补兼施

黄龙汤

【功用】攻下热结，益气养血。

【主治】阳明腑实，气血不足证。自利清水，色纯青，或大便秘结，脘腹胀满，腹痛拒按，身热口渴，神倦少气，谵语甚或循衣撮空，神昏肢厥，舌苔焦黄或焦黑，脉虚。

【方解】大承气汤：攻下热结，荡涤肠胃实热积滞。

人参、甘草、当归：益气养血，扶正达邪。

【方歌】黄龙汤枳朴硝黄，参归甘桔枣生姜，

阳明腑实气血弱，攻补兼施效力强。

【联想】三人娄消食大夫归。

增液承气汤

【功用】滋阴增液，泄热通便。

【主治】热结阴亏证。燥屎不行，下之不通，脘腹胀满，口干唇燥，舌红苔黄，脉细数。

【方解】玄参、生地、麦冬：滋阴增液，润燥滑肠。

芒硝、大黄：软坚润燥，泄热通便。

【方歌】增液承气参地冬，硝黄加入五药供，

热结阴亏大便秘，增水行舟肠腑通。

【联想】黄帝卖元宵。

第五节　逐水

十枣汤

【功用】攻逐水饮。

【主治】1. 悬饮。咳唾胸胁引痛，心下痞鞕，干呕短气，头痛目眩，或胸背掣痛不得息，舌苔滑，脉沉弦。2. 水肿。一身悉肿，尤以身半以下为重，腹胀喘满，二便不利。

【方解】甘遂、大戟、芫花：逐水饮，除积聚，消肿满。

大枣：益气护胃，调和药性。

【方歌】十枣逐水效甚夸，大戟甘遂与芫花，

悬饮内停胸胁痛，大腹肿满用无差。

【联想】芫花赶早集。

第三章　和解剂

凡具有和解少阳、调和肝脾、调和寒热、表里双解等作用，治疗伤寒邪在少阳、肝脾不和、寒热错杂，以及表里同病的方剂，统称和解剂。

小柴胡汤

【功用】和解少阳。

【主治】1. 伤寒少阳证。往来寒热，胸胁苦满，默默不欲饮食，心烦喜呕，口苦，咽干，目眩，舌苔薄白，脉弦者。2. 妇人热入血室。经水适断，寒热发作有时；以及疟疾、黄疸等病而见少阳证者。

【方解】柴胡：轻清升散，疏邪透表。

黄芩：苦寒降下，清泄相火。

半夏：和胃降逆，散结消痞。

人参、甘草、生姜、大枣：益胃气、生津液。

【方歌】小柴胡汤和解供，半夏人参甘草从，更用黄芩加姜枣，少阳百病此为宗。

【联想】二人伴胡琴。

蒿芩清胆汤

【功用】清胆利湿，和胃化痰。

【主治】少阳湿热证。寒热如疟，寒轻热重，口苦膈闷，吐酸苦水，或呕黄涎而黏，甚则干呕呃逆，胸胁胀疼，小便黄少，舌红苔白腻，间见杂色，脉数而右滑左弦者。

【方解】青蒿、黄芩：清透少阳邪热。

竹茹、半夏：清化痰热，和胃降逆。

陈皮、枳壳：理气和胃，宽胸畅膈。

赤茯苓、碧玉散：清利湿热。

【方歌】蒿芩清胆碧玉需，陈夏茯苓枳竹茹，

热重寒轻痰挟湿，胸痞呕恶总能除。

【联想】夏至陈代画黄陵草和青竹。

第二节　调和肝脾

四逆散

【功用】透邪解郁,疏肝理气。

【主治】1. 阳郁厥逆证。手足不温,或身微热,或咳,或悸,或小便不利,或腹痛,或泄利,脉弦。2. 肝脾不和证。胁肋胀闷,脘腹疼痛,脉弦等。

【方解】柴胡:疏肝清热。

白芍:益阴缓急。

枳实:下气破结。

炙甘草:益气健脾。

【方歌】四逆散里用柴胡,芍药枳实甘草须,此是阳郁成厥逆，疏肝理脾奏效奇。

【联想】只烧干柴。

逍遥散

【功用】疏肝解郁，养血健脾。

【主治】肝郁血虚脾弱证。两胁作痛，头痛目眩，口燥咽干，神疲食少，或往来寒热，或月经不调，乳房胀痛，脉弦而虚者。

【方解】柴胡：疏肝解郁。

当归、白芍：养血敛阴，柔肝缓急。

白术、茯苓：健脾助运，化生气血。

生姜、薄荷：疏肝和中。

炙甘草：益气补中，缓肝之急。

【方歌】逍遥散用归芍柴，苓术甘草姜薄偕，

疏肝养血兼理脾，丹栀加入热能排。

【联想】何少将令采猪草归。

痛泻要方

【功用】补脾柔肝，祛湿止泻。

【主治】痛泻。肠鸣腹痛，大便泄泻，泻必腹痛，舌苔薄白，脉两关不调，弦而缓者。

【方解】白术：燥湿健脾止泻。

白芍：养血柔肝止痛。

陈皮：理气醒脾。

防风：散肝舒脾。

【方歌】痛泻要方用陈皮，术芍防风共成剂，

肠鸣泄泻腹又痛，治在泻肝与实脾。

【联想】药房白术陈。

第三节　调和寒热

半夏泻心汤

【功用】寒热平调，散结除痞。

【主治】寒热互结之痞证。心下痞，但满而不痛，或呕吐，肠鸣下利，舌苔腻而微黄。

【方解】黄连、黄芩：苦寒降泄除热。

干姜、半夏：辛温开结散寒。

人参、甘草、大枣：甘温益气补虚。

【方歌】半夏泻心黄连芩，干姜甘草与人参，

大枣合之治虚痞，法在降阳而和阴。

【联想】三人扮双黄。

第四节 表里双解

大柴胡汤

【功用】和解少阳,内泻热结。

【主治】少阳阳明合病。往来寒热,胸胁苦满,呕不止,郁郁微烦,心下痞鞕,或心下满痛,大便不解或下利,舌苔黄,脉弦数有力者。

【方解】柴胡、黄芩:和解少阳邪热。

大黄、枳实:内泻阳明热结。

芍药:柔肝缓急止痛。

半夏:降逆止呕。

姜、枣:调营卫,和诸药。

【方歌】大柴胡汤用大黄,枳实芩夏白芍将,煎加姜枣表兼里，妙法内攻并外攘。

【联想】姜芍药找只胡琴，给将军伴奏。

防风通圣散

【功用】疏风解表，清热通便。

【主治】风热壅盛，表里俱实证。憎寒壮热无汗，头目昏眩，目赤睛痛，口苦舌干，咽喉不利，涕唾黏稠，大便秘结，小便赤涩，舌苔黄腻，脉数有力。并治疮疡肿毒，肠风痔漏，鼻赤隐疹等证。

【方解】防风、荆芥、麻黄、薄荷：疏风解表。

大黄、芒硝：泻热通便。

山栀子、滑石：清热利湿。

石膏、黄芩、连翘、桔梗：清解肺胃。

当归、白芍、川芎：和血养血。

白术、甘草:健脾和中。

【方歌】防风通圣大黄硝,荆芥麻黄栀芍翘,

甘桔芎归膏滑石,薄荷芩术力偏饶,

表里交攻阳热盛,外科疡毒总能消。

【联想】高山小姐,白抄麻药穷鬼混,巧带黄河风景画。

葛根黄芩黄连汤

【功用】解表清里。

【主治】胁热下利。身热下利,胸脘烦热,口中作渴,喘而汗出,舌红苔黄,脉数或促。

【方解】葛根:解表退热。

黄芩、黄连:清热燥温止利。

甘草:调和诸药。

【方歌】葛根黄芩黄连汤,再加甘草共煎尝,

邪陷阳明成热利，清里解表保安康。

【联想】秦连割草。

第四章　清热剂

凡以清热药为主组成，具有清热、泻火、凉血、解毒等作用，用以治疗里热证的方剂，统称清热剂。

第一节　清气分热

白虎汤

【功用】清热生津。

【主治】阳明气分热盛证。壮热面赤，烦渴引饮，汗出恶热，脉洪大有力。

【方解】石膏：清热除烦，生津止渴。

知母:清热降火,滋阴润燥。

粳米、甘草:益胃护津。

【方歌】白虎膏知甘草粳,气分大热此方清,

热渴汗出脉洪大,加入人参气津生。

【联想】国老母吃粳米糕。

竹叶石膏汤

【功用】清热生津,益气和胃。

【主治】伤寒、温病、暑病余热未清,气津两伤证。身热多汗,心胸烦闷,气逆欲呕,口干喜饮,或虚烦不寐,舌红苔少,脉虚数。

【方解】竹叶、石膏:清热除烦。

人参、麦冬:益气生津。

半夏:降逆止呕。

粳米、甘草:和中益胃。

【方歌】竹叶石膏汤人参,麦冬半夏甘草临,

再加粳米同煎服,清热益气养阴津。

【联想】十国老人冬夏喝粳米粥。

第二节　清营凉血

清营汤

【功用】清营解毒,透热养阴。

【主治】热入营分证。身热夜甚,神烦少寐,时有谵语,目常喜开或喜闭,口渴或不渴,斑疹隐隐,脉数,舌绛而干。

【方解】水牛角、生地:清营凉血。

元参、麦冬:养阴清热。

银花、连翘、黄连、竹叶:清热解毒,透邪外出。

丹参:活血凉血。

【方歌】清营汤是鞠通方,热入心包营血伤,

角地银翘玄连竹,丹麦清热佐之良。

【联想】银翘清营,东西单元连地租。

犀角地黄汤

【功用】清热解毒,凉血散瘀。

【主治】1. 热入血分证。身热谵语,斑色紫黑,舌绛起刺,脉细数,或喜忘如狂,漱水不欲咽,大便色黑易解等。2. 热伤血络证。吐血、衄血、便血、尿血等,舌红绛,脉数。

【方解】犀角:清营凉血,清心解毒。

生地:凉血止血,养阴清热。

芍药、丹皮:凉血散瘀。

【方歌】犀角地黄芍药丹,血热妄行吐衄斑,

蓄血发狂舌质绛，凉血散瘀病可痊。

【联想】西地牡丹少。

第三节　清热解毒

黄连解毒汤

【功用】泻火解毒。

【主治】三焦火毒热盛证。大热烦躁，口燥咽干，错语不眠，或热病吐血、衄血，或热甚发斑，身热下利，湿热黄疸，外科痈疡疔毒，小便黄赤，舌红苔黄，脉数有力。

【方解】黄连：清泻心经，中焦之火。

黄芩：清泻肺经，上焦之火。

黄柏：清泻下焦之火。

栀子：通泻三焦之火。

【方歌】黄连解毒汤四味，黄芩黄柏栀子备，

躁狂大热呕不眠，吐衄斑黄均可为。

【联想】秦柏连山。

普济消毒饮

【功用】清热解毒，疏风散邪。

【主治】大头瘟。恶寒发热，头面红肿焮痛，目不能开，咽喉不利，舌燥口渴，舌红苔白兼黄，脉浮数有力。

【方解】黄芩、黄连：清泻热毒。

牛蒡子、连翘、薄荷、僵蚕：疏散风热。

玄参、马勃、板蓝根、桔梗、甘草：解毒利咽。

陈皮：理气疏壅。

升麻、柴胡：疏散风热。

【方歌】普济消毒芩连鼠，玄参甘桔蓝根侣，

升柴马勃连翘陈，薄荷僵蚕为末咀。

【联想】湖河陈舟残桥苎，草原牛马琴声连。

凉膈散

【功用】泻火通便，清上泄下。

【主治】上中二焦火热证。烦躁口渴，面赤唇焦，胸膈烦热，口舌生疮，或咽痛吐衄，便秘溲赤，或大便不畅，舌红苔黄，脉滑数。

【方解】连翘：清热解毒。

黄芩、栀子：清热泻火。

薄荷、竹叶：外疏内清。

芒硝、大黄：荡涤邪热，导泻下行。

白蜜、甘草：润肠通便，调和药性。

【方歌】凉膈硝黄栀子翘，黄芩甘草薄荷饶，

竹叶蜜煎疗膈上，中焦燥实服之消。

【联想】黄山国老桥,迷住了肖何将军。

仙方活命饮

【功用】清热解毒,消肿溃坚,活血止痛。

【主治】痈疡肿毒初起。红肿撅痛,或身热凛寒,苔薄白或黄,脉数有力。

【方解】金银花:清热解毒。

防风、白芷:疏散外邪,透解热毒。

归尾、赤芍、乳香、没药:活血散瘀,消肿止痛。

贝母、天花粉:清热化痰,排脓。

山甲、皂刺:通行经络,透脓溃坚。

陈皮:理气行滞。

甘草:解毒和中。

【方歌】仙方活命金银花,防芷归陈草芍加,

贝母花粉兼乳没，穿山角刺酒煎佳，
一切痈毒能溃散，溃后忌服用勿差。

【联想】背母双归没烧香，白天陈草穿灶房。

第四节 清脏腑热

导赤散

【功用】清心利水养阴。

【主治】心经火热证。心胸烦热，口渴面赤，意欲冷饮，以及口舌生疮；或心热移于小肠，症见小溲赤涩刺痛，舌红，脉数。

【方解】生地：凉血滋阴，清泻心火。

木通：清降心火，利水通淋。

甘草：清热解毒，调和诸药。

竹叶：清心除烦。

【方歌】导赤生地与木通，草梢竹叶四般攻，

口糜淋痛小肠火，引热同归小便中。

【联想】竹竿通地。

龙胆泻肝汤

【功用】清肝胆实火，泻下焦湿热。

【主治】1. 肝胆实火上炎证。症见头痛目赤，胁痛，口苦，

耳聋，耳肿等，舌红苔黄，脉弦数有力。2. 肝胆湿热下注证。症见阴肿，阴痒，阴汗，小便淋浊，或妇女带下黄臭等，舌红苔黄腻，脉弦数有力。

【方解】龙胆草：泻肝胆实火，清下焦湿热。

黄芩、栀子：清热泻火。

泽泻、木通、车前子：清热利湿。

生地、当归：滋阴养血。

柴胡：疏肝理气，引药入经。

甘草：调和诸药。

【方歌】龙胆泻肝栀芩柴，生地车前泽泻偕，

木通甘草当归合，肝经湿热力能排。

【联想】黄子龙推木车，当地卸柴草。

左金丸

【功用】清泻肝火，降逆止呕。

【主治】肝火犯胃证。症见胁肋疼痛，嘈杂吞酸，呕吐口苦，舌红苔黄，脉弦数。

【方解】黄连：清泻肝胃之证。

吴茱萸：疏肝解郁，和胃降逆。

【方歌】左金连茱六一丸，肝火犯胃吐吞酸，

再加芍药名戊己，热泻热痢服之安。

【联想】鲢鱼清肝。

泻白散

【功用】清泻肺热,平喘止咳。

【主治】肺热喘咳证。气喘咳嗽,皮肤蒸热,日晡尤甚,舌红苔黄,脉细数。

【方解】桑白皮:清泻肺热,止咳平喘。

地骨皮:泻伏火,退虚热。

粳米、炙甘草:养胃和中,培土生金。

【方歌】泻白桑皮地骨皮,甘草粳米四般宜,

参茯知芩皆可入,肺热喘嗽此方施。

【联想】元宵节,车将军智擒活龙归。

苇茎汤

【功用】清肺化痰,逐瘀排脓。

【主治】肺痈。身有微热,咳嗽痰多,甚则咳吐腥臭脓血,胸中隐隐作痛,舌红苔黄腻,脉滑数。

【方解】苇茎:清肺泄热。

冬瓜仁、苡仁:清化痰热,利湿排脓。

桃仁:活血祛痰,以消热结。

【方歌】苇茎汤方出千金,桃仁薏苡冬瓜仁,

肺痈痰热兼瘀血,化浊排脓病自宁。

【联想】韦冬己逃。

清胃散

【功用】清胃凉血。

【主治】胃火牙痛。牙痛牵引头疼,面颊发热,其齿喜冷恶热,或牙宣出血,或牙龈红肿溃烂,或唇舌颊腮肿痛,口气热臭,口干舌燥,舌红苔黄,脉滑数。

【方解】黄连:清胃泻火。

生地、丹皮:凉血清热。

当归:养血和血。

升麻:散火解毒。

【方歌】清胃散用升麻连,当归生地牡丹全,

或加石膏清胃热,口疮吐衄与牙宣。

【联想】当地黄连胜牡丹。

玉女煎

【功用】清胃热,滋肾阳。

【主治】胃热阴虚证。头痛,牙痛,齿松牙衄,烦热干渴,舌红苔黄而干。亦治消渴,消谷善饥等。

【方解】石膏:清泻胃火。

熟地:滋补肾阳。

知母:清胃热。

麦冬:滋胃阴。

牛膝:滋补肾阴,引热下行。

【方歌】玉女煎用熟地黄,膏知牛膝麦冬襄,

胃火阴虚相因病,牙痛齿枯宜煎尝。

【联想】十亩麦地一头牛。

芍药汤

【功用】清热燥湿,调气和血。

【主治】湿热痢疾。腹痛,便脓血,赤白相兼,里急后重,肛门灼热,小便短赤,舌苔黄腻,脉弦数。

【方解】芍药、当归:调和营血。

甘草:缓急止痛。

黄连、黄芩、大黄:清泻湿热之毒。

木香、槟榔:行气导滞。

肉桂:防苦寒药伤阳,助活血药行血。

【方歌】芍药汤中用大黄,芩连归桂槟草香,

清热燥湿调气血,里急腹痛自安康。

【联想】秦香连当官,大吵要郎。

白头翁汤

【功用】清热解毒,凉血止痢。

【主治】热毒痢疾。腹痛,里急后重,肛门灼热,下痢脓血,赤多白少,渴欲饮水,舌红苔黄,脉弦数。

【方解】白头翁:清热解毒,凉血止痢。

黄连、黄柏:清湿热,厚肠胃。

秦皮:收涩止痢。

【方歌】白头翁汤治热痢,黄连黄柏与秦皮,

味苦性寒能凉血，解毒坚阴功效奇。

【联想】秦柏连是白头翁。

第五节　清热祛暑

六一散

【功用】清暑利湿。

【主治】暑湿证。身热烦渴，小便不利，或泄泻。

【方解】滑石：清热解暑，利水通淋。

甘草：清热和中，甘寒生津。

【方歌】六一散用滑石草，清暑利湿有功效，

益元碧玉与鸡苏，砂黛薄荷加之好。

【联想】六一拾草。

清暑益气汤

【功用】清暑益气，养阴生津。

【主治】暑热气津两伤证。身热汗多，口渴心烦，小便短赤，体倦少气，精神不振，脉虚数。

【方解】西瓜翠衣：清热解暑。

西洋参：益气生津。

荷梗：清透暑热。

石斛、麦冬：养阴清热。

黄连、知母、竹叶：清热除烦。

粳米、甘草：益气养胃。

【方歌】王氏清暑益气汤，善治中暑气阴伤，

洋参冬斛荷瓜翠，连竹知母甘粳襄。

【联想】东庚知草黄，西湖荷叶翠。

青蒿鳖甲汤

【功用】养阴透热。

【主治】温病后期，邪伏阴分证。夜热早凉，热退无汗，舌红苔少，脉细数。

【方解】鳖甲:滋阴退热。

青蒿:清热透络。

生地、知母:益阴清热。

丹支:凉血透热。

【方歌】青蒿鳖甲地知丹，热自阴来仔细辨，

夜热早凉无汗出，养阴透热服之安。

【联想】贾母生丹卿。

清骨散

【功用】清虚热，退骨蒸。

【主治】虚劳发热。骨蒸潮热，或低热日久不退，形体消瘦，唇红颧赤，困倦盗汗，或口渴心烦，舌红少苔，脉细数等。

【方解】银柴胡：清退虚热。

胡黄连、地骨皮、知母：清热退蒸。

青蒿、秦艽：透热外出。

鳖甲：滋阴清热。

甘草：调和诸药。

【方歌】清骨散用银柴胡，胡连秦艽鳖甲扶，

地骨青蒿知母草，骨蒸劳热保无虞。

【联想】亲家母交银财胡炒股。

第五章　温里剂

凡以温热药为主组成，具有温里助阳，散寒通脉等作用，用于治疗里寒证的方剂，统称温里剂。

第一节　温中祛寒

理中丸

【功用】温中散寒，补气健脾。

【主治】脾胃虚寒证。脘腹疼痛，喜温欲按，自利不渴，畏寒肢冷，呕吐，不欲饮食，舌淡苔白，脉沉细。或阳虚失血，或小儿慢惊风，或病后喜唾涎沫，或霍乱吐泻，以及胸痹等中焦虚寒所致者。

【方解】干姜：温中祛寒。

人参:大补元气。

白术:健脾燥湿。

炙甘草:益气和中。

【方歌】理中丸主理中乡,甘草人参术干姜,

呕利腹痛阴寒盛,或加附子总扶阳。

【联想】国老珠江人。

小建中汤

【功用】温中补虚,和里缓急。

【主治】虚劳里急证。腹中时痛,喜温欲按,舌淡苔白,脉细弦。或虚劳而心中悸动,虚烦不宁,面色无华,或手足烦热,咽干口燥等。

【方解】饴糖:温中补虚,和里缓急。

桂枝、芍药:温阳气、益阴血。

炙甘草：助桂枝温中补虚，助芍药益阴缓急。

生姜、大枣：温补脾胃。

【方歌】小建中汤芍药多，桂姜甘草大枣和，

更加饴糖补中脏，虚劳腹冷服之瘥。

【联想】三勺桂枝加饴糖。

吴茱萸汤

【功用】温中补虚，降逆止呕。

【主治】虚寒呕吐。食谷欲呕，畏寒喜热，或胃脘痛，吞酸嘈杂，或厥阴头痛，干呕吐涎沫，或少阴吐利，手足逆冷，烦躁欲死。

【方解】吴茱萸：温胃散寒，下气降浊。

人参：大补元气，益胃之虚。

生姜：温中止呕。

大枣：益气补脾。

【方歌】吴茱萸汤人参枣，重用生姜温胃好，
阳明寒呕少阴利，厥阴头痛皆能保。

【联想】人参煮姜枣。

第二节 回阳救逆

四逆汤

【功用】回阳救逆。

【主治】少阴病。四肢厥逆，恶寒蜷卧，呕吐不渴，腹痛下利，神衰欲寐，舌苔白滑，脉微。或太阳病误汗亡阳。

【方解】生附子：温阳逐寒，回阳救逆。
干姜：温中散寒，助阳通脉。
炙甘草：益气温中，调和药性。

【方歌】四逆汤中附草姜，四肢厥冷急煎尝，

腹痛吐泻脉微细，急投此方可回阳。

【联想】父子吵僵了。

回阳救急汤

【功用】回阳救急，益气生脉。

【主治】寒邪直中三阴，真阳衰微证。恶寒蜷卧，四肢厥冷，吐泻腹痛，口不渴，神衰欲寐，或身寒战栗，或指甲口唇青紫，或吐涎沫，舌淡苔白，脉沉微，甚或无脉等。

【方解】四逆汤、肉桂：温壮元阳，祛寒破阴。

六君子汤：补益脾胃，化湿除痰。

五味子：伍人参益气复脉。

麝香：使诸药迅布周身。

【方歌】回阳救急用六君，桂附干姜五味寻，

加麝三厘或胆汁，三阴寒厥建奇勋。

【联想】六君子富贵将射五味子。

第三节 温经散寒

当归四逆汤

【功用】温经散寒,养血通脉。

【主治】血虚寒厥证。手足厥寒,口不渴,或腰、股、腿、足疼痛,舌淡苔白,脉沉细或细而欲绝。

【方解】当归、芍药:补血养血。

桂枝、细辛:温经散寒。

炙甘草、大枣:益气健脾,生血补血。

通草:通行经脉。

【方歌】当归四逆桂芍枣,细辛甘草与通草,

血虚肝寒手足冷,煎服此方乐陶陶。

【联想】牧童找草药贵当细心。

黄芪桂枝五物汤

【功用】益气温经,和血通痹。

【主治】血痹。肌肤麻木不仁,脉微涩而紧。

【方解】黄芪:甘温益气,补在表之卫气。

桂枝:散风寒而温经通痹。

芍药:养血和营而通血痹。

生姜:疏散风邪。

大枣:益气养血。

【方歌】黄芪桂枝五物汤,芍药大枣与生姜,

益气温经和营卫,血痹风痹功效良。

【联想】黄枣白姜贵。

阳和汤

【功用】温阳补血，散寒通滞。

【主治】阴疽。漫肿无头，皮色不变，酸痛无热，口中不渴，舌淡苔白，脉沉细或迟细。或贴骨疽、脱疽、流注、痰核、鹤膝风等属于阴寒证者。

【方解】熟地：滋补阴血，填精益髓。

鹿角胶：填精补髓，强壮筋骨。

炮姜、肉桂：温通经脉，解散寒凝。

麻黄：开腠理以达表。

白芥子：祛皮里膜外之痰。

生甘草：解毒。

【方歌】阳和汤法解寒凝，贴骨流注鹤膝风，

熟地鹿胶姜炭桂，麻黄白芥甘草从。

【联想】鹿马肉炒熟放芥酱。

第六章　补益剂

凡用补益药为主组成,具有补养人体气、血、阴、阳等作用,主治各种虚证的方剂,统称补益剂。

第一节　补气

四君子汤

【功用】益气健脾。

【主治】脾胃气虚证。面色㿠白,语音低微,气短乏力,食少便溏,舌淡苔白,脉虚弱。

【方解】人参:大补元气,健脾养胃。

白术:健脾燥湿。

茯苓:渗湿健脾。

炙甘草:甘温调中。

【方歌】四君子汤中和义,参术茯苓甘草比,

益以夏陈名六君,祛痰补益气虚饵,

除却半夏名异功,或加香砂气滞使。

【联想】四君人服猪肝。

参苓白术散

【功用】益气健脾,渗湿止泻。

【主治】脾虚夹湿证。饮食不化,胸脘痞闷,肠鸣泄泻,四肢乏力,形体消瘦,面色萎黄,舌淡苔白腻,脉虚缓。

【方解】人参、白术、茯苓、甘草:健脾益气。

扁豆、苡仁、山药、莲肉:健脾益胃,渗湿止泻。

砂仁:芳香醒脾。

桔梗:载药上行。

【方歌】参苓白术扁豆陈,山药甘莲砂苡仁,

桔梗上浮兼保肺,枣汤调服益脾神。

【联想】早晨杜连山双人接四君子。

补中益气汤

【功用】补中益气,升阳举陷。

【主治】1. 脾胃气虚证。饮食减少,体倦肢软,少气懒言,面色㿠白,大便稀溏,脉大而虚软。2. 气虚下陷证。脱肛,子宫脱垂,久泻,久痢,崩漏等,气短乏力,舌淡,脉虚者。3. 气虚发热证。身热,自汗,渴喜热饮,气短乏力,舌淡,脉虚大无力。

【方解】黄芪:补中益气,升阳固表。

人参、白术、炙甘草:益气健脾。

陈皮:理气和胃。

当归:补血养血。

升麻、柴胡:升阳举陷。

【方歌】补中益气芪术陈,升柴参草当归身,

虚劳内伤功独擅,亦治阳虚外感因。

【联想】白皮肤人,才敢骑马归。

玉屏风散

【功用】益气固表止汗。

【主治】表虚自汗。汗出恶风,面色㿠白,舌淡苔薄白,脉浮虚。亦治虚人腠理不固,易于感冒。

【方解】黄芪:益气固表。

白术:健脾益气。

防风:祛风御风。

【方歌】玉屏风散最有灵,芪术防风鼎足形,

表虚汗多易感冒，药虽相畏效相成。

【联想】玉屏风骑白术。

生脉散

【功用】益气生津，敛阴止汗。

【主治】1. 温热、暑热，耗气伤阴证。汗多神疲，体倦乏力，气短懒言，咽干口渴，舌干红少苔，脉虚数。2. 久咳肺虚，气阴两虚证。干咳少痰，短气自汗，口干舌燥，脉虚细。

【方解】人参：大补元气，生津复脉。

麦冬：养阴生津，清热除烦。

五味子：敛肺止汗，生津止渴。

【方歌】生脉麦味与人参，保肺清心治暑淫，

气少汗多兼口渴，病危脉绝急煎斟。

【联想】卖五味的人。

第二节　补血

四物汤

【功用】补血和血。

【主治】营血虚滞证。心悸失眠,头晕目眩,面色无华,妇人月经不调,量少或经闭不行,脐腹作痛,舌淡,脉细弦或细涩。

【方解】当归:补血和血。

熟地:滋阴养血。

芍药:敛阴养血。

川芎:活血行气。

【方歌】四物地芍与归芎,血家百病此方通,
经带胎产俱可治,加减运用在胸中。

【联想】穷鬼地少。

当归补血汤

【功用】补气生血。

【主治】血虚发热证。肌热面红，烦渴欲饮，脉洪大而虚，重按无力。亦治妇人经期、产后血虚发热头痛，或疮疡溃后，久不愈合者。

【方解】黄芪：大补脾肺之气，以资气血生化之源。
当归：养血和营。

【方歌】当归补血东垣笺，黄芪一两归二钱，
血虚发热口烦渴，脉大而虚宜此煎。

【联想】五旗归一。

归脾汤

【功用】益气补血，健脾养心。

【主治】1. 心脾气血两虚证。心悸怔忡，健忘失眠，盗汗虚

热，体倦食少，面色萎黄，舌淡，苔薄白，脉细弱。2. 脾不统血证。便血，皮下紫癜，妇女崩漏，月经超前，量多色淡，或淋漓不止，舌淡，脉细者。

【方解】人参、黄芪、白术、甘草、生姜、大枣：补脾益气。

当归、龙眼肉：补血养心。

茯神、枣仁、远志：宁心安神。

木香：理气醒脾。

【方歌】归脾汤用术参芪，归草茯神远志随，

酸枣木香龙眼肉，煎加姜枣益心脾，

怔忡健忘俱可却，肠风崩漏总能医。

【联想】三人骑神龙，早归白远乡。

第三节　气血双补

八珍汤

【功用】益气补血。

【主治】气血两虚证。面色苍白或萎黄，头晕目眩，四肢倦怠，气短懒言，心悸怔忡，饮食减少，舌淡苔薄白，脉细弱或虚大无力。

【方解】参、术、苓、草：补脾益气。

地、芍、归、芎：补血和营。

生姜、大枣：调和脾胃。

【方歌】双补气血八珍汤，四君四物合成方，

煎加姜枣调营卫，气血亏虚服之康。

【联想】兄弟当大将，要夫人赶猪。

六味地黄丸

【功用】滋阴补肾。

【主治】肾阴虚证。腰膝酸软，头晕目眩，耳鸣耳聋，盗汗，遗精，消渴，骨蒸潮热，手足心热，舌燥咽痛，牙齿动摇，足跟作痛，小便淋漓，以及小儿囟门不合，舌红少苔，脉沉细数。

【方解】熟地：滋阴补肾，填精益髓。

山萸：滋肾补肝，收敛精气。

山药：滋肾补脾，固精止遗。

泽泻：以泻肾浊。

丹皮：以泻肝火。

茯苓：以渗脾湿。

【方歌】六味地黄益肾肝,茱薯丹泽地苓专,
更加知柏成八味,阴虚火旺自可煎。
养阴明目加杞菊,滋阴都气五味先,
肺肾两调金水生,麦冬加入长寿丸。

【联想】白牡丹摘于黄山。

左归丸

【功用】滋阴补肾,填精益髓。

【主治】真阴不足证。头目眩晕,腰酸腿软,遗精滑泄,自汗盗汗,口燥舌干,舌红少苔,脉细。

【方解】熟地:滋肾填阴。
枸杞:益精明目。
山萸:涩精敛汗。
龟胶、鹿角胶:补阳滋阴,益精填髓。

菟丝子、牛膝:强腰膝,健筋骨。

山药:滋肾益脾。

【方歌】左归丸内山药地,萸肉枸杞与牛膝,

菟丝龟鹿二胶合,壮水之主方第一。

【联想】愚弟要牛狗兔鹿龟。

大补阴丸

【功用】滋阴降火。

【主治】阴虚火旺证。骨蒸潮热,盗汗遗精,咳嗽咯血,心烦易怒,足膝疼热,舌红少苔,尺脉数而有力。

【方解】熟地、龟板:滋补真阴,潜阳制火。

猪脊髓、蜂蜜:填精补阴。

黄柏:泻相火,坚真阴。

知母:清润肺热,滋润肾阴。

【方歌】大补阴丸知柏黄，龟板脊髓蜜成方，

咳嗽咯血骨蒸热，阴虚火旺制亢阳。

【联想】知柏地板好。

炙甘草汤

【功用】滋阴养血，益气温阳，复脉止悸。

【主治】1. 阴血不足，阳气虚弱证。脉结代，心动悸，虚羸少气，舌光少苔，或质干而瘦小者。2. 虚劳肺痿。咳嗽，涎唾多，形瘦短气，虚烦不眠，自汗盗汗，咽干舌燥，大便干结，脉虚数。

【方解】炙甘草、人参、大枣：益元气，补心脾。

生地、麦冬、阿胶、麻仁：滋阴养血，养心润肺。

桂枝、生姜、酒：通阳复脉。

【方歌】炙甘草汤参姜桂，麦冬生地大麻仁，

大枣阿胶加酒服，虚劳肺痿效如神。

【联想】双生阿人贵卖大麻草。

一贯煎

【功用】滋阴疏肝。

【主治】肝肾阴虚，肝气不舒证。胸脘胁痛，吞酸吐苦，咽干口燥，舌红少津，脉细弱或虚弦。亦治疝气瘕聚。

【方解】生地：滋阴养血，补益肝肾。

沙参、麦冬、当归、枸杞：滋阴养血而柔肝。

川楝子：疏泄肝气。

【方歌】一贯煎中用地黄，沙参杞子麦冬襄，

当归川楝水煎服，阴虚肝郁是妙方。

【联想】一贯杀狗当地廉卖。

百合固金汤

【功用】滋肾保肺，止咳化痰。

【主治】肺肾阴亏，虚火上炎证。咳嗽气喘，痰中带血，咽喉燥痛，头晕目眩，午后潮热，舌红少苔，脉细数。

【方解】熟地、生地：滋阴养血，清热凉血。

麦冬、百合、贝母：润肺养阴，止咳化痰。

当归、白芍：养血益阴。

玄参：滋阴壮水，清降虚火。

桔梗、甘草：利气化痰，止咳利咽。

【方歌】百合固金二地黄，玄参贝母桔甘藏，

麦冬芍药当归配，喘咳痰血肺家伤。

【联想】参老姓被二弟贵买两百。

第五节　补阳

肾气丸

【功用】补肾助阳。

【主治】肾阳不足证。腰痛脚软，身半以下常有冷感，少腹拘急，小便不利，或小便反多，入夜尤甚，阳痿早泄，舌淡而胖，脉虚弱，尺部沉细，以及痰饮，水肿，消渴，脚气，转胞等。

【方解】干地黄：滋阴补肾。

山萸、山药：滋补肝脾。

附子、桂枝：温阳化气。

泽泻、茯苓：利水渗湿。

丹皮：清泄肝火。

【方歌】金匮肾气治肾虚，熟地淮药及山萸，丹皮苓泽加桂附,引火归原热下趋。

【联想】灵丹富贵摘于黄山。

右归丸

【功用】温补肾阳,填精益髓。

【主治】肾阳不足,命门火衰证。年老或久病气衰神疲,畏寒肢冷,腰膝软弱,阳痿遗精,或阳衰无子,或饮食减少,大便不实,或小便自遗,舌淡苔白,脉沉而迟。

【方解】肉桂、附子、鹿角胶:温补肾阳。

熟地、山萸、山药、枸杞:滋肾阴,补肝脾。

菟丝子、杜仲:补肝肾,健腰膝。

当归:补血养肝。

【方歌】右归丸中地附桂,山药茱萸菟丝归,

杜仲鹿胶枸杞子,益火之源此方魁。

【联想】独育狗鹿兔,贵地当要富。

第六节 阴阳并补

地黄饮子

【功用】滋肾阴,补肾阳,开窍化痰。

【主治】喑痱。舌强不能言,足废不能用,口干不欲饮,足冷面赤,脉沉细弱。

【方解】熟地黄、山萸:补肾填精。

肉苁蓉、巴戟天:温壮肾阳。

附子、肉桂:温养真元,摄纳浮阳。

麦冬、石斛、五味子:滋阴敛液。

菖蒲、远志、茯苓:交通心肾,开窍化痰。

姜、枣、薄荷:和其营卫。

【方歌】地黄饮子山茱斛，麦味菖蒲远志茯，
　　　　苁蓉桂附巴戟天，少入薄荷姜枣服。

【联想】五伏天，贵妇将赴远地，卖猪肉和护照。

第七章　固涩剂

凡以固涩药为主组成，具有收敛固涩作用，以治疗气、血、精、津液耗散滑脱之证的方剂，统称固涩剂。

第一节　固表止汗

牡蛎散

【功用】益气固表，敛阴止汗。

【主治】自汗，盗汗。常自汗出，夜卧更甚，心悸惊惕，短气烦倦，舌淡红，脉细弱。

【方解】牡蛎:益阴潜阳,固涩敛汗。

黄芪:益气实卫,固表止汗。

麻黄根:收敛止汗。

小麦:养心气,退虚热。

【方歌】牡蛎散内用黄芪,小麦麻根合用宜,

卫虚自汗或盗汗,固表收敛见效奇。

【联想】骑马卖牡蛎。

第二节 敛肺止咳

九仙散

【功用】敛肺止咳,益气养阴。

【主治】久咳肺虚证。久咳不已,咳甚则气喘自汗,痰少而黏,脉虚数。

【方解】罂粟壳:敛肺止咳。

人参、阿胶:补气养阴益肺。

五味子、乌梅:益气养阴,敛肺止咳。

款冬花、贝母、桑白皮、桔梗:止咳化痰,清肺平喘。

【方歌】九仙散中罂粟君,五味乌梅共为臣,

参胶款桑贝桔梗,敛肺止咳益气阴。

【联想】阿梅丧母,五人借樱花。

第三节　涩肠固脱

真人养脏汤

【功用】涩肠止泻,温中补虚。

【主治】久泻久痢。泻痢无度,滑脱不禁,甚至脱肛坠下,脐腹疼痛,不思饮食,舌淡苔白,脉迟细。

【方解】罂粟壳、诃子：涩肠止泻。

肉桂、肉豆蔻：温肾暖脾，涩肠止泻。

人参、白术：益气健脾。

当归、白芍、木香：调和气血。

甘草：调药和中。

【方歌】真人养脏诃粟壳，肉蔻当归桂木香，

术芍参甘为涩剂，脱肛久痢早煎尝。

【联想】甘肃扣猪肉香，当心要壳人。

四神丸

【功用】温肾暖脾，固肠止泻。

【主治】肾泄。五更泄泻，不思饮食，食不消化，或腹痛肢冷，神疲乏力，舌淡，苔薄白，脉沉迟无力。

【方解】补骨脂：壮火益土。

肉豆蔻:温脾胃而涩肠止泻。

吴茱萸:暖肝脾肾而散寒除湿。

五味子:敛阴益气,涩精止泻。

生姜、大枣:温补脾胃。

【方歌】四神故纸与吴萸,肉蔻五味四般须,
大枣生姜为丸服,五更肾泄最相宜。

【联想】鱼肉有股姜枣味。

第四节　涩精止遗

金锁固精丸

【功用】补肾涩精。

【主治】遗精。遗精滑泄,神疲乏力,腰痛耳鸣,舌淡苔白,脉细弱。

【方解】沙苑蒺藜：补肾固精。
莲子、芡实：补脾气，益肾固精。
莲须、煅牡蛎、龙骨：涩精止遗。
【方歌】金锁固精芡莲须，蒺藜龙骨与牡蛎，
莲粉糊丸盐汤下，补肾涩精止滑遗。
【联想】实需记龙历。

桑螵蛸散

【功用】调补心肾，涩精止遗。
【主治】心肾两虚证。小便频数，或尿如米泔色，或遗尿遗精，心神恍惚，健忘，舌淡苔白，脉细数。
【方解】桑螵蛸：补肾益精，止遗。
龙骨：敛心神而涩精气。
龟板：益阴气而补心肾。

人参、当归、茯神：补气血，安心神。

远志、菖蒲：安神定志，交通心肾。

【方歌】桑螵蛸散治便数，参苓龙骨同龟壳，

菖蒲远志当归入，补肾宁心健忘却。

【联想】桑梓人在神农架开当铺。

第五节　固崩止带

固冲汤

【功用】益气健脾，固冲摄血。

【主治】脾气虚弱，冲脉不固证。血崩或月经过多，色淡质稀，心悸气短，腰膝酸软，舌淡，脉微弱者。

【方解】白术、黄芪：补气健脾。

山萸、生白芍：补益肝肾，养血敛阴。

煅龙骨、煅牡蛎、棕榈炭、五倍子：收涩止血。

海螵蛸、茜草：化瘀止血。

【方歌】固冲汤中用术芪，龙牡芍萸茜草施，

倍子海蛸棕榈炭，崩中漏下总能医。

【联想】五中炒菜，有乌猪鲤鱼黄白龙。

固经丸

【功用】滋阴清热，固经止血。

【主治】崩漏。经水过期不止，或下血量过多，血色深红或紫黑稠黏，手足心热，腰膝酸软，舌红，脉弦数。

【方解】龟板：滋阴降火而益肾。

白芍：敛阴益血以养肝。

黄芩、黄柏：清热泻火以止血。

椿根皮：收涩固经，燥湿清热。

香附：调气活血。

【方歌】固经丸用龟板君，黄柏椿皮香附群，

黄芩芍药酒丸服，漏下崩中色黑殷。

【联想】秦伯要春香跪板凳。

易黄汤

【功用】补肾清热，祛湿止带。

【主治】湿热带下。带下色黄，其气腥秽，舌红，苔黄腻者。

【方解】山药、芡实：补脾益肾，固涩止带。

白果：收涩止带，兼除湿热。

黄柏：苦寒入肾，清热燥湿。

车前子：甘寒，清热利湿。

【方歌】易黄白果与芡实，车前黄柏加薯蓣，

能消带下黏稠秽，补肾清热又祛湿。

【联想】黄山有十车白果。

第八章 安神剂

凡以安神药为主组成，具有安神定志作用，治疗神志不安疾患的方剂，称为安神剂。

第一节 重镇安神

朱砂安神丸

【功用】重镇安神，清心泻火。

【主治】心火亢盛，阴血不足证。失眠多梦，惊悸怔忡，心烦神乱，舌红，脉细数。

【方解】朱砂：重镇安神。

黄连：泻火除烦。

当归、生地：养血滋阴。

甘草：调和诸药。

【方歌】朱砂安神东垣方，归连甘草合地黄，

怔忡不寐心烦乱，清热养阴可复康。

【联想】老朱当皇帝。

第二节 补养安神

天王补心丹

【功用】滋阴养血，补心安神。

【主治】阴虚血少，神志不安证。心悸失眠，虚烦神疲，梦遗健忘，手足心热，口舌生疮，舌红少苔，脉细而数。

【方解】生地：滋阴降火，养血润燥。

玄参、天冬、麦冬：滋阴清热。

丹参、当归:补血养血。

人参、茯苓:益气宁心。

酸枣仁、五味子、柏子仁、远志、朱砂:养心安神。

桔梗:载药上行。

【方歌】补心丹用柏枣仁,二冬生地当归身,

三参桔梗朱砂味,远志茯苓共养神。

【联想】冬天,当地人找朱元伯单借五灵志。

酸枣仁汤

【功用】养血安神,清热除烦。

【主治】虚烦不眠证。失眠心悸,虚烦不安,头目眩晕,咽干口燥,舌红,脉弦细。

【方解】酸枣仁:养肝血,安心神。

川芎:调畅气机。

茯苓:宁心安神。

知母:清热滋阴。

甘草:和中缓急。

【方歌】酸枣二升先煮汤,茯知二两用之良,

芎二甘一相调剂,服后安然入梦乡。

【联想】母穷服干枣。

甘麦大枣汤

【功用】养心安神,和中缓急。

【主治】脏躁。精神恍惚,常悲伤欲哭,不能自主,心中烦乱,睡眠不安,甚则言行失常,呵欠频作,舌淡红苔少,脉细微数。

【方解】甘草:甘缓和中,养心缓急。

小麦:养心安神。

大枣：补脾气，缓肝急。

【方歌】金匮甘麦大枣汤，妇人脏躁喜悲伤，

精神恍惚常欲哭，养心安神效力彰。

【联想】甘麦大枣治脏躁。

第九章　开窍剂

凡用芳香开窍药为主组成，具有开窍醒神作用，治疗神昏窍闭之证的方剂，统称开窍剂。

第一节　凉开

安宫牛黄丸

【功用】清热开窍，豁痰解毒。

【主治】邪热内陷心包证。高热烦躁，神昏谵语，口干舌燥，

痰涎壅盛，舌红或绛，脉数。亦治中风昏迷，小儿惊厥，属邪热内闭者。

【方解】牛黄：清心解毒、豁痰开窍。

麝香、冰片、郁金：芳香开窍。

犀角、黄芩、黄连、栀子：清热，泻火解毒。

朱砂、珍珠、金箔：镇心安神。

雄黄：豁痰解毒。

【方歌】安宫牛黄开窍方，芩连栀郁朱雄黄，

牛角珍珠冰麝箔，热闭心包功效良。

【联想】雄兵勤练射犀牛，只欲珍珠金箔衣。

紫雪

【功用】清热开窍，息风止痉。

【主治】热邪内陷心包热盛动风证。高热烦躁，神昏谵语，

痉厥，斑疹吐衄，口渴引饮，唇焦齿燥，尿赤便秘，舌红绛苔干黄，脉数有力或弦数，以及小儿热盛惊厥。

【方解】水牛角：清心热，凉血解毒。

羚羊角：凉肝息风止痉。

麝香：开窍醒神。

生石膏、寒水石、滑石：大寒，清热。

玄参、升麻：清热解毒。

木香、丁香、沉香：行气通窍。

朱砂、磁石：重镇安神。

芒硝、硝石：泄热散结。

【方歌】紫雪羚牛朱朴硝，硝磁寒水滑石膏，

丁沉木麝升玄草，不用赤金法亦超。

【联想】肖二四拾元二角炒四箱生金砂。

至宝丹

【功用】清热开窍，化浊解毒。

【主治】痰热内闭心包证。神昏谵语，身热烦躁，痰盛气粗，舌红苔黄垢腻，脉滑数，以及中风、中暑、小儿惊厥属于痰热内闭者。

【方解】麝香、冰片、安息香：芳香开窍。

犀角、牛黄、玳瑁：清热解毒。

朱砂、琥珀、金箔、银箔：镇心安神。

雄黄：豁痰解毒。

【方歌】至宝朱砂麝香息，雄黄牛角与牛黄，

金银二箔兼龙脑，琥珀还同玳瑁良。

【联想】龙虎射杀雄牛，安带金银角。

第二节　温开

苏合香丸

【功用】芳香开窍，行气温中。

【主治】寒闭证。突然昏倒，牙关紧闭，不省人事，苔白，脉迟。心腹卒痛，甚则昏厥。亦治中风及感受时行瘴疠之气，属于寒闭证者。

【方解】苏合香、麝香、冰片、安息香：芳香开窍。

木香、檀香、沉香、乳香、丁香、香附：行气解郁，散寒化浊。

荜茇：温中散寒，止痛开郁。

犀角、朱砂：化浊解毒，镇心安神。

白术、诃子：补气收敛，防耗正气。

【方歌】苏合香丸麝息香，木丁朱乳草檀襄，
牛冰术沉诃香附，中恶急救莫彷徨。
【联想】傻朱熹久想刻冰笔。

第十章 理气剂

凡以理气药物为主组成，具有行气或降气的作用，以治疗气滞或气逆病证的方剂，统称为理气剂。

第一节 行气

越鞠丸

【功用】行气解郁。
【主治】郁证。胸膈痞闷，脘腹胀痛，嗳腐吞酸，恶心呕吐，饮食不消等。

【方解】香附:行气解郁。

川芎:活血祛瘀。

栀子:清热泻火。

苍术:燥湿运脾。

神曲:消食导滞。

【方歌】越鞠丸治六般郁,气血痰火食湿因,

芎苍香附兼栀曲,气畅郁舒痛闷伸。

【联想】苍山乡神穷。

柴胡疏肝散

【功用】疏肝解郁,行气止痛。

【主治】肝气郁滞证。胁肋疼痛,或寒热往来,嗳气太息,脘腹胀满,脉弦。

【方解】柴胡:疏肝解郁。

香附:理气疏肝。

川芎:行气活血而止痛。

陈皮、枳壳:理气行滞。

芍药、甘草:养血柔肝,缓急止痛。

【方歌】柴胡疏肝芍川芎,枳壳陈皮草香附,

疏肝行气兼活血,胁肋疼痛皆能除。

【联想】陈香穷只烧干柴。

半夏厚朴汤

【功用】行气散结,降逆化痰。

【主治】梅核气。咽中如有物阻,咯吐不出,吞咽不下,胸膈满闷,或咳或呕,舌苔白润或白腻,脉弦缓或弦滑。

【方解】半夏:化痰散结,降逆和胃。

厚朴:行气开郁。

茯苓:渗湿健脾。

生姜:辛温散结,和胃止呕。

苏叶:芳香行气,宣肺疏肝。

【方歌】半夏厚朴痰气疏,茯苓生姜共紫苏,

加枣同煎名四七,痰凝气滞皆能除。

【联想】下令赴江苏。

枳实消痞丸

【功用】行气消痞,健脾和胃。

【主治】脾虚气滞,寒热互结证。心下痞满,不欲饮食,倦怠乏力,大便失调。

【方解】枳实、厚朴:行气导滞,消痞除满。

黄连、干姜:辛开苦降,调解寒热。

半夏:和胃散结除痞。

人参、白术、茯苓、甘草:扶正健脾。

麦芽:消食和胃。

【方歌】枳实消痞四君全,麦芽夏曲朴姜连,

蒸饼糊丸消积满,消中有补两相兼。

【联想】四君朴实,黄麦半缸。

厚朴温中汤

【功用】行气温中,燥湿除满。

【主治】寒湿气滞证。脘腹胀满或疼痛,不思饮食,舌苔白腻,脉沉弦。

【方解】厚朴:行气消胀,燥湿除满。

草豆蔻:温中散寒,燥湿运脾。

陈皮、木香:行气宽中。

干姜、生姜:温中散寒。

茯苓、甘草:渗湿健脾。

【方歌】厚朴温中陈草苓,干姜草蔻木香停,

煎服加姜治腹痛,虚寒胀满用皆灵。

【联想】生姜皮炒豆腐干,不香。

金铃子散

【功用】疏肝泄热,活血止痛。

【主治】肝郁化火证。心胸胁肋诸痛,时发时止,口苦,舌红苔黄,脉弦数。

【方解】金铃子:疏肝气,泄肝火。

玄胡:行气血,止疼痛。

【方歌】金铃子散止痛方,玄胡酒调效更强,

疏肝泄热行气血,心腹胸肋痛经匡。

【联想】金陵有盐湖。

天台乌药散

【功用】行气疏肝，散寒止痛。

【主治】小肠疝气。少腹引控睾丸而痛，偏坠肿胀，或少腹疼痛，苔白，脉弦。

【方解】乌药：行气疏肝，散寒止痛。

木香、小茴香、青皮、高良姜：行气散结，祛寒除湿。

槟榔：直达下焦，行气破坚。

川楝子：疏肝理气，行气散结。

【方歌】天台乌药木茴香，巴豆制楝青槟姜，

行气疏肝止疼痛，寒疝腹痛是良方。

【联想】请回良将，在木屋把兵练。

橘核丸

【功用】行气止痛，软坚散结。

【主治】癫疝。睾丸肿胀偏坠,或坚硬如石,或痛引脐腹。

【方解】橘核:行气散结止痛。

川楝子、木香:行气止痛。

桃仁、元胡:活血散结消肿。

肉桂:温肾暖肝散寒。

厚朴、枳实、木通:行气除湿破坚。

海藻、昆布、海带:软坚散结。

【方歌】橘核丸中川楝桂,朴实延胡藻带昆,

桃仁二木酒糊丸,癫疝痛丸盐酒吞。

【联想】桃胡桂找空袋据连木、通石铺。

暖肝煎

【功用】温补肝肾,行气止痛。

【主治】肝肾虚寒证。睾丸冷痛,或小腹疼痛,畏寒喜暖,舌

淡苔白，脉沉迟。

【方解】当归、枸杞子：温补肝肾。

肉桂、小茴香：温肾暖肝散寒。

乌药、沉香：行气散寒止痛。

茯苓：渗湿健脾。

生姜：散寒和胃。

【方歌】暖肝煎中杞茯归，茴沉乌药合肉桂，

下焦虚寒疝气痛，温补肝肾此方推。

【联想】小狗无肉铃当响。

第二节　降气

苏子降气汤

【功用】降气平喘，祛痰止咳。

【主治】实喘。痰涎壅盛，喘咳短气，胸膈满闷，或腰疼脚软，或肢体浮肿，舌苔白滑或白腻，脉弦滑。

【方解】苏子：降气平喘祛痰，止咳。

半夏、厚朴、前胡：祛痰止咳平喘。

肉桂：温肾祛寒，纳气平喘。

当归：养血补肝。

生姜、苏叶：散寒宣肺。

大枣、甘草：和中调药。

【方歌】苏子降气半夏归，前胡桂朴草姜随，

上实下虚痰嗽喘，或加沉香去肉桂。

【联想】陈夏普当了三钱酥肉。

定喘汤

【功用】宣肺降气，清热化痰。

【主治】哮喘。咳嗽痰多气急，痰稠色黄，微恶风寒，舌苔黄腻，脉滑数。

【方解】麻黄：宣肺散邪以平喘。

白果：敛肺定喘而祛痰。

苏子、杏仁、半夏、款冬花：降气平喘，止咳祛痰。

桑白皮、黄芩：清泄肺热，止咳平喘。

甘草：调和诸药。

【方歌】定喘白果与麻黄，款冬半夏白皮桑，

苏杏黄芩兼甘草，外寒痰热喘哮尝。

【联想】黄花马吃草，拌酥果桑杏。

旋覆代赭汤

【功用】降逆化痰，益气和胃。

【主治】胃气虚弱，痰浊内阻证。心下痞鞕，噫气不除，或反

胃呕逆，吐涎沫，舌淡，苔白滑，脉弦而虚。

【方解】旋覆花：下气化痰，降逆止噫。

代赭石：重镇降逆。

生姜：祛痰散寒，降逆止呕。

半夏：燥湿化痰，降逆和胃。

人参、甘草、大枣：益气补虚。

【方歌】旋覆代赭用人参，半夏姜甘大枣临，

重以镇逆咸软痞，痞鞕噫气力能禁。

【联想】三夏戴花人。

橘皮竹茹汤

【功用】降逆止呃，益气清热。

【主治】胃虚有热之呃逆。呃逆或干呕，舌红嫩，脉虚数。

【方解】橘皮：行气和胃止呃。

竹茹:清热安胃止呕。

生姜:和胃止呕。

人参、甘草、大枣:益气补中。

【方歌】橘皮竹茹治呕逆,人参甘草枣姜益,

胃虚有热失和降,久病之后更相宜。

【联想】儒生大人吃柑橘。

丁香柿蒂汤

【功用】温中益气,降逆止呃。

【主治】虚寒呃逆。呃逆不已,胸脘痞闷,舌淡苔白,脉沉迟。

【方解】丁香:温胃散寒,降逆止呃。

柿蒂:降逆止呃。

人参:益气补虚。

生姜:温胃降逆。

【方歌】丁香柿蒂人参姜，呃逆因寒中气伤，

温中降逆又益气，胃气虚寒最相当。

【联想】湘江市人。

第十一章　理血剂

凡以理血药为主组成，具有活血化瘀或止血作用，治疗瘀

 血和出血证的方剂，统称理血剂。

第一节　活血祛瘀

桃核承气汤

【功用】破血下瘀。

【主治】下焦蓄血证。少腹急结，小便自利，甚则谵语烦躁，其人如狂，至夜发热。以及血瘀经闭，痛经，脉沉实而涩等。

【方解】桃仁:活血破瘀。

大黄:破瘀泻泄。

桂枝:通行血脉。

芒硝:泻热软坚。

炙甘草:益气和中。

【方歌】桃核承气五般施,甘草硝黄并桂枝,

瘀热互结小腹胀,如狂蓄血功最奇。

【联想】甘贵人陪肖将军。

血府逐瘀汤

【功用】活血祛瘀,行气止痛。

【主治】胸中血瘀证。胸痛,头痛日久,痛如针刺而有定处,或呃逆日久不止,或内热烦闷,或心悸失眠,急躁易怒,入暮潮热,唇暗或两目黯黑,舌黯红或有瘀斑,脉涩或弦紧。

【方解】桃仁、红花、当归、生地、赤芍、川芎：活血化瘀而养血。

柴胡、枳壳、甘草：行气疏肝而解郁。

桔梗：开宣肺气，载药上行。

牛膝：通利血脉，引血下行。

【方歌】血府当归生地桃，红花甘草壳赤芍，
柴胡芎桔牛膝等，血化下行不作劳。
通窍全凭好麝香，桃红大枣老葱姜，
川芎黄酒赤芍药，表里通经第一方。
膈下逐瘀桃牡丹，赤芍乌药元胡甘，
归芎灵脂红花壳，香附开郁血亦安。
少腹茴香与炒姜，元胡灵脂没芎当，
蒲黄官桂赤芍药，调经种子第一方。

身痛逐瘀膝地龙，香附羌秦草归芎，
黄芪苍柏量加减，要紧五灵桃没红。

【联想】兄归柴少，老牛可耕桃花地。

补阳还五汤

【功用】补气活血通络。

【主治】中风。半身不遂，口眼歪斜，语言謇涩，口角流涎，小便频数或遗尿不禁，舌黯淡，苔白，脉缓。

【方解】黄芪：大补脾胃之元气。

当归：补血活血。

川芎、赤芍、桃仁、红花：活血祛瘀。

地龙：通经活络。

【方歌】补阳还五赤芍芎，归尾通经佐地龙，
四两黄芪为主药，血中瘀滞用桃红。

【联想】穷鬼红桃骑赤龙。

复元活血汤

【功用】活血祛瘀,疏肝通络。

【主治】跌打损伤。瘀血留于胁下,痛不可忍。

【方解】大黄:攻下瘀血。

柴胡:疏肝理气。

当归、桃仁、红花、穿山甲:祛瘀通络,消肿止痛。

瓜蒌根:消瘀散结,清热润燥。

甘草:缓急止痛,调和诸药。

【方歌】复元活血汤柴胡,花粉当归山甲俱,

桃仁红花大黄草,损伤瘀血酒煎去。

【联想】将军有个柴草家档红桃楼。

温经汤

【功用】温经散寒，祛瘀养血。

【主治】冲任虚寒，瘀血阻滞证。漏下不止。月经不调，或前或后，或一月再行，或经停不至，而见入暮发热，手心烦热，唇口干燥。亦治妇人久不受孕。

【方解】吴茱萸、桂枝：温经散寒，通利血脉。

当归、川芎：活血祛瘀，养血调经。

阿胶、芍药、麦冬：养血益阴。

丹皮：祛瘀通经，清退虚热。

党参、甘草、半夏、生姜：益气和胃，以资化源。

【方歌】温经汤用吴萸芎，归芍丹桂姜夏冬，

参草益脾胶养血，调经重在暖胞宫。

【联想】人少叫兄归，冬夏猪贵草皮生。

生化汤

【功用】化瘀生新,温经止痛。

【主治】产后瘀血腹痛。恶露不行,小腹冷痛。

【方解】当归:补血活血,化瘀生新。

川芎:活血行气。

桃仁:活血祛瘀。

炮姜:温经散寒止痛。

炙甘草:调和诸药。

黄酒、童便:温通血脉,益阴化瘀。

【方歌】生化汤是产后方,归芎桃草酒炮姜,

消瘀活血功偏擅,止痛温经效亦彰。

【联想】穷鬼逃跑去草地。

桂枝茯苓丸

【功用】活血化瘀，缓消癥块。

【主治】瘀阻胞宫证。腹痛拒按，或漏下不止，血色紫黑晦暗，或妊娠胎动不安等。

【方解】桂枝：温通血脉。

茯苓：益气健脾。

丹皮、赤芍、桃仁：化瘀血，清瘀热。

【方歌】金匮桂枝茯苓丸，桃仁芍药和牡丹，

等分为末蜜丸服，缓消癥块胎可安。

【联想】牡丹富贵桃仁少。

失笑散

【功用】活血祛瘀，散结止痛。

【主治】瘀血停滞。心胸刺痛，脘腹疼痛，或产后恶露不行，

或月经不调，少腹急痛等。

【方解】五灵脂：通利血脉而散瘀血。

蒲黄：活血止血。

【方歌】失笑灵脂蒲黄同，等量为散酽醋冲，

瘀滞心腹时作痛，祛瘀止痛有奇功。

【联想】皇陵。

第二节　止血

十灰散

【功用】凉血止血。

【主治】血热妄行。吐血、咯血、嗽血、衄血。

【方解】大蓟、小蓟、白茅根、荷叶、茜根、侧柏叶：凉血止血。

栀子、大黄：清热泻火，导热下行。

丹皮：凉血祛瘀。

棕榈皮：收涩止血。

【方歌】十灰散用十般灰，柏茅茜荷丹榈煨，

二蓟栀黄各炒黑，上部出血势能摧。

【联想】大鸡蛋黄和小鸡毛总值百元钱。

四生丸

【功用】凉血止血。

【主治】血热妄行。吐血、衄血，血色鲜红，口干咽燥，舌红或绛，脉弦数。

【方解】侧柏叶：凉血止血。

生地：滋阴清热，凉血止血。

荷叶、艾叶：止血消瘀。

【方歌】四生丸中三般叶，侧柏艾叶荷叶兼，

生地合用为丸服，血热吐衄效可验。

【联想】四生丸何伯爱弟。

咳血方

【功用】清肝宁肺，凉血止血。

【主治】肝火犯肺之咳血证。咳嗽痰稠带血，咯吐不爽，心烦易怒，胸胁作痛，咽干口苦，颊赤便秘，舌红苔黄，脉弦数。

【方解】青黛、栀子：清肝泻火凉血。

瓜蒌仁、海石：清热降火，润燥化痰。

诃子：清敛降肺，止咳化痰。

【方歌】咳血方中诃子收，瓜蒌海粉山栀投，

青黛蜜丸口噙化，咳嗽痰血服之瘳。

【联想】青瓜粉止唠。

小蓟饮子

【功用】凉血止血，利水通淋。

【主治】血淋，尿血。尿中带血，小便频数，赤涩热痛，舌红，脉数等。

【方解】小蓟：凉血止血。

藕节、蒲黄：凉血止血，并以消瘀。

滑石、木通、竹叶、栀子：导热下行，利水通淋。

生地：养阴清热，凉血止血。

当归：养血和血。

甘草：和中调药。

【方歌】小蓟饮子藕蒲黄，木通滑石生地襄，

归草黑栀淡竹叶，血淋热结服之良。

【联想】黄山牧童六一节煮当地小鸡吃。

槐花散

【功用】清肠凉血，疏风行气。

【主治】肠风脏毒下血。便前出血，或便后出血，或粪中带血，以及痔疮出血，血色鲜红或晦暗。

【方解】槐花：清大肠湿热，并凉血止血。

侧柏叶：清热凉血。

荆芥穗：疏风止血。

枳壳：下气宽肠。

【方歌】槐花散用治肠风，侧柏荆芥枳壳充，

为末等分米饮下，宽肠凉血逐风功。

【联想】白花戒指。

黄土汤

【功用】温阳健脾，养血止血。

【主治】阳虚便血。大便下血，先便后血，或吐血、衄血，及妇人崩漏，血色暗淡，四肢不温，面色萎黄，舌淡苔白，脉沉细无力者。

【方解】灶心土：温中，收敛，止血。

白术、附子：温阳健脾。

生地、阿胶：滋阴养血止血。

黄芩：止血。

甘草：和药。

【方歌】黄土汤用芩地黄，术附阿胶甘草尝，

温阳健脾能摄血，便血崩漏服之康。

【联想】黄子琴白浇草地。

第十二章　治风剂

凡用辛散祛风或息风止痉的药物为主组成，具有疏散外风或平息内风的作用，治疗风病的方剂，统称治风剂。

第一节　疏散外风

川芎茶调散

【功用】疏风止痛。

【主治】风邪头痛。偏正头痛或巅顶作痛，恶寒发热，目眩鼻塞，舌苔薄白，脉浮者。

【方解】川芎、白芷、羌活：疏风止痛。

细辛：散寒止痛。

薄荷：清利头目，搜风散热。

荆芥、防风:疏散上部风邪。

甘草:调和诸药。

清茶:上清头目,兼制温燥。

【方歌】川芎茶调散荆防,辛芷薄荷甘草羌,

目昏鼻塞风攻上,正偏头痛悉能康。

【联想】西京穷,草房薄纸墙。

独活寄生汤

【功用】祛风湿,止痹痛,益肝肾,补气血。

【主治】痹证日久,肝肾两虚,气血不足证。腰膝疼痛,肢节屈伸不利,或麻木不仁,畏寒喜温,心悸气短,舌淡苔白,脉细弱。

【方解】独活、防风、秦艽、细辛、桂心:祛风湿,止痹痛。

寄生、杜仲、牛膝:补肝肾,壮腰膝。

当归、川芎、熟地、白芍:养血活血。

人参、茯苓、甘草:益气健脾。

【方歌】独活寄生艽防辛,芎归地芍桂苓均,

杜仲牛膝人参草,冷风顽痹屈能伸。

【联想】秦桂吸毒中风,八珍寄牛杀猪。

大秦艽汤

【功用】祛风清热,养血活血。

【主治】风邪初中经络证。口眼歪斜,舌强不能言语,手足不能运动,风邪散见,不拘一经者。

【方解】秦艽、羌活、独活、防风、白芷、细辛:祛风散邪通络。

当归、白芍、熟地、川芎:养血柔筋,活血通络。

白术、茯苓、甘草:益气健脾。

黄芩、石膏、生地:凉血清热。

【方歌】大秦艽汤羌独防,芎芷辛芩二地黄,

石膏归芍苓甘术，风邪散见可通尝。

【联想】八珍无心教二弟，双活仔细石风琴。

小活络丹

【功用】祛风除湿，化痰通络，活血止痛。

【主治】风寒湿痹。肢体筋脉疼痛，麻木拘挛，关节屈伸不利，疼痛游走不定。亦治中风，手足不仁，日久不愈，经络中湿痰瘀血，而见腰腿沉重，或腿臂间作痛。

【方解】川乌、草乌：祛风除湿，通络止痛。

天南星：燥湿化痰。

乳香、没药：行气活血。

地龙：通经活络。

【方歌】小活络丹天南星，二乌乳没与地龙，

寒湿瘀血成痹痛，搜风活血经络通。

【联想】川草乌上天,乳没药下地。

牵正散

【功用】祛风化痰止痉。

【主治】风中经络,口眼歪斜。

【方解】白附子:祛风化痰。

僵蚕、全蝎:祛风止痉。

【方歌】牵正散是杨家方,全蝎僵蚕白附襄,

服用少量热酒下,口眼歪斜疗效彰。

【联想】白虫僵蚕。

玉真散

【功用】祛风定搐。

【主治】破伤风。牙关紧急,口撮唇紧,身体强直,角弓反张,甚则咬牙缩舌。

【方解】白附子、天南星：祛风化痰，定搐解痉。

羌活、防风、白芷：疏散风邪。

天麻：息风解痉。

热酒、童便：通经络，行气血。

【方歌】玉真散治破伤风，牙关紧急反张弓，

星麻白附羌防芷，外敷内服一方通。

【联想】白附子强止南宫。

消风散

【功用】疏风养血，清热除湿。

【主治】风疹、湿疹。皮肤疹出色红，或遍身云片斑点，瘙痒，抓破后渗出津水，苔白或黄，脉浮数。

【方解】荆芥、防风、牛蒡子、蝉蜕：疏风透表。

苍术、苦参、木通：清热除湿。

石膏、知母：清热泻火。

当归、生地、胡麻：养血活血。

生甘草：清热解毒，调和诸药。

【方歌】消风散内有荆防，蝉蜕胡麻苦参苍，

知膏蒡通归地草，风疹湿疹服之康。

【联想】老牛通知胡哥，谨防当地生产苍术。

第二节　平息内风

羚角钩藤汤

【功用】凉肝息风，增液舒筋。

【主治】肝热生风证。高热不退，烦闷躁扰，手足抽搐，发为痉厥，甚则神昏，舌绛而干，或舌焦起刺，脉弦而数。

【方解】羚角、钩藤：凉肝息风，清热解痉。

桑叶、菊花：疏散肝风。

白芍、生地：养阴增液，柔肝舒筋。

贝母、竹茹：清热化痰。

茯神：宁心安神。

生甘草：调和诸药。

【方歌】俞氏羚角钩藤汤，桑菊茯神鲜地黄，

贝草竹茹同芍药，肝风内动急煎尝。

【联想】白羊沟，桑菊花祝福甘地母。

镇肝息风汤

【功用】镇肝息风，滋阴潜阳。

【主治】类中风。头目眩晕，目胀耳鸣，脑部热痛，心中烦热，面色如醉，或时常噫气，或肢体渐觉不利，口角渐形歪斜，甚或眩晕颠仆，昏不知人，移时始醒，或醒后不能复原，脉弦长有

力者。

【方解】怀牛膝:引血下行,补益肝肾。

代赭石、生龙牡:降逆潜阳,镇息肝风。

龟板、玄参、天冬、白芍:滋养阴液,以制亢阳。

茵陈、川楝子、生麦芽:清泄肝阳,条达肝气。

甘草:和胃调中。

【方歌】镇肝息风芍天冬,玄参牡蛎赭茵供,

麦龟膝草龙川楝,肝风内动有奇功。

【联想】牛恋草原麦芽少,龙牡归天赭石陈。

天麻钩藤饮

【功用】平肝息风,清热活血,补益肝肾。

【主治】肝阳偏亢,肝风上扰证。头痛,眩晕,失眠,舌红苔黄,脉弦。

【方解】天麻、钩藤、石决明:平肝息风。

山栀、黄芩:清泻肝热。

益母草、牛膝、桑寄生、杜仲:补益肝肾。

夜交藤、茯神:安神定志。

【方歌】天麻钩藤石决明,杜仲牛膝桑寄生,

栀子黄芩益母草,茯神夜交安神宁。

【联想】扶桑夜,杜母赶黄牛出山沟天明。

大定风珠

【功用】滋阴息风。

【主治】阴虚动风证。温病后期,神倦瘛疭,脉气虚弱,舌绛苔少,有时时欲脱之势者。

【方解】鸡子黄、阿胶:滋阴养液以息内风。

地黄、麦冬、白芍、麻仁:滋阴柔肝。

龟板、鳖甲、牡蛎：平肝息风。

五味子、炙甘草：酸甘化阴。

【方歌】大定风珠鸡子黄，再合加减复脉汤，

三甲并同五味子，滋阴息风是妙方。

【联想】鸡子黄三加五，麦地少浇草嘛。

第十三章　治燥剂

凡以轻宣辛散或甘凉滋润的药物为主组成，具有轻宣外燥或滋阴润燥等作用，以治疗燥证的方剂，统称治燥剂。

第一节　轻宣外燥

杏苏散

【功用】轻宣凉燥，理肺化痰。

【主治】外感凉燥证。头微痛，恶寒无汗，咳嗽痰稀，鼻塞咽干，苔白，脉弦。

【方解】苏叶、前胡：解表散邪，微发其汗。

杏仁、桔梗：宣肺达邪，利气止咳。

半夏、茯苓：理气化痰。

枳壳、陈皮：理气宽胸。

生姜、大枣、甘草：调营卫，和诸药。

【方歌】杏苏散内夏陈前，枳桔苓草姜枣研，

轻宣温润治凉燥，咳止痰化病自痊。

【联想】二陈借钱，只找江苏人。

桑杏汤

【功用】轻宣温燥。

【主治】外感温燥证。头痛，身热不甚，口渴咽干鼻燥，干咳

无痰,或痰少而黏,舌红,苔薄白而干,脉浮数而右脉大者。

【方解】桑叶、豆豉:宣肺散邪。

杏仁:宣肺利气。

沙参、贝母、梨皮:润肺止咳。

栀子:清泄胸膈之热。

【方歌】桑杏汤中象贝宣,沙参栀豉与梨皮,

干咳鼻燥右脉大,辛凉甘润燥能医。

【联想】沙山母吃桑杏梨。

清燥救肺汤

【功用】清燥润肺。

【主治】温燥伤肺证。头痛身热,干咳无痰,气逆而喘,咽喉干燥,口渴鼻燥,胸膈满闷,舌干少苔,脉虚大而数。

【方解】桑叶:清宣肺燥。

石膏、麦冬：降利肺气，清肺止咳。

阿胶、麻仁：润肺养阴。

人参、甘草：培土生金。

杏仁、枇杷：降泄肺气。

【方歌】清燥救肺参草杷，石膏胶杏麦胡麻，

经霜收下冬桑叶，清燥润肺效可夸。

【联想】阿妈老人，批卖桑杏膏。

第二节 滋阴润燥

麦门冬汤

【功用】润肺益胃，降逆下气。

【主治】肺痿。咳唾涎沫，短气喘促，咽喉干燥，舌干红少苔，脉虚数。

【方解】麦门冬：滋养肺胃，清降虚火。
半夏：降逆化痰。
人参：补气生津。
粳米、大枣、甘草：补益脾胃，生津润肺。
【方歌】麦门冬汤用人参，枣草粳米半夏存，
肺痿咳逆因虚火，益胃生津此方珍。

【联想】半夏找人卖炒米。

养阴清肺汤

【功用】养阴清肺，解毒利咽。

【主治】白喉。喉间起白如腐，不易拭去，咽喉肿痛，初起或发热或不发热，鼻干唇燥，或咳或不咳，呼吸有声，似喘非喘，脉数无力或细数。

【方解】生地、麦冬：滋养肺肾之阴。

玄参:养阴生津,泻火解毒。

丹皮:凉血消肿。

贝母:润肺化痰。

白芍:敛阴养血。

薄荷 散邪利咽。

甘草:和药解毒。

【方歌】养阴清肺是妙方,玄参草芍麦地黄,

薄荷贝母丹皮入,时疫白喉急煎尝。

【联想】黄老伯背白参皮卖。

玉液汤

【功用】益气滋阴,固肾止渴。

【主治】消渴。口常干渴,饮水不解,小便数多,困倦气短,脉虚细无力。

【方解】山药:补脾固肾,益气滋阴。

黄芪、葛根:益气升阳,输布津液。

知母、天花粉:滋阴润燥,润燥止渴。

五味子:敛阴固肾生津。

鸡内金:助脾运化,化生津液。

【方歌】玉液山药芪葛根,花粉知味鸡内金,

消渴口干溲多数,补脾固肾益气阴。

【联想】齐哥要织花围巾。

琼玉膏

【功用】滋阴润肺,益气补脾。

【主治】肺痨。干咳少痰,咽燥咯血,肌肉消瘦,气短乏力,舌红少苔,脉细数。

【方解】生地:补肾滋阴。

白蜜：养肺润燥。

人参、茯苓：补脾益气，培土生金。

【方歌】琼玉膏用生地黄，人参茯苓白蜜尝，

肺燥干咳虚劳证，金水相滋效力彰。

【联想】仁地爱服蜜。

增液汤

【功用】增液润燥。

【主治】阳明温病，津亏便秘证。大便秘结，口渴，舌干红，脉细数或沉而无力者。

【方解】玄参：养阴生津。

麦冬：增液润燥。

生地：养阴润燥。

【方歌】增液玄参与地冬，热病津枯便不通，

补药之体作泻剂，但非重用不为功。

【联想】原地卖增液汤。

第十四章　祛湿剂

凡以祛湿药物为主组成，具有化湿行水，通淋泄浊作用，治疗水湿为病的一类方剂，统称为祛湿剂。

第一节　化湿和胃

平胃散

【功用】燥湿运脾，行气和胃。

【主治】湿滞脾胃证。脘腹胀满，不思饮食，呕吐恶心，嗳气吞酸，肢体沉重，怠惰嗜卧，常多自利，舌苔白腻而厚，脉缓。

【方解】苍术：燥湿运脾。

厚朴:行气化湿,消胀除满。

陈皮:理气和中。

甘草:甘缓和中,调和诸药。

生姜、大枣:调和脾胃。

【方歌】平胃散用朴陈皮,苍术甘草姜枣齐,

燥湿运脾除胀满,调胃和中此方宜。

【联想】猪肝皮厚。

藿香正气散

【功用】解表化湿,理气和中。

【主治】外感风寒,内伤湿滞证。霍乱吐泻,恶寒发热,头痛,脘腹疼痛,舌苔白腻,以及山岚瘴疟等。

【方解】藿香:辛散风寒,芳香化浊。

苏叶、白芷:外表风寒,芳化湿浊。

半夏曲、陈皮：燥湿和胃，降逆止呕。

白术、茯苓：健脾运湿，和中止泻。

厚朴、大腹皮：行气化湿，畅中除满。

桔梗：宣肺利膈，解表化湿。

姜、枣、草：调和脾胃，且和药性。

【方歌】藿香正气大腹苏，甘桔陈苓术朴俱，

夏曲白芷加姜枣，感伤岚瘴并能驱。

【联想】江苏白鹤毛更厚，六君子早换人。

第二节 清热祛湿

茵陈蒿汤

【功用】清热利湿退黄。

【主治】湿热黄疸。一身面目俱黄，黄色鲜明，腹微满，口中

渴，小便短赤，舌苔黄腻，脉沉数等。

【方解】茵陈：清热，利湿，退黄。

栀子：通利三焦，清热降火。

大黄：泻热逐瘀，通利大便。

【方歌】茵陈蒿汤治阳黄，栀子大黄组成方，

栀子柏皮加甘草，茵陈四逆治阴黄。

【联想】黄山茵陈。

八正散

【功用】清热泻火，利水通淋。

【主治】湿热淋证。尿频尿急，溺时涩痛，淋沥不畅，尿色浑赤，甚则癃闭不通，小腹急满，口燥咽干，舌苔黄腻，脉滑数。

【方解】木通、滑石、瞿麦、车前子、萹蓄：利水通淋，清利湿热。

栀子仁:清泄三焦湿热。

大黄:泄热降火。

灯心:导热下行。

甘草:和药缓急。

【方歌】八正木通与车前,萹蓄大黄滑石研,

草梢瞿麦兼栀子,煎加灯草痛淋蠲。

【联想】将军、国老同车去续十只灯。

三仁汤

【功用】宣畅气机,清利湿热。

【主治】湿温初起及暑温夹湿。头痛恶寒,身重疼痛,面色淡黄,胸闷不饥,午后身热,苔白不渴,脉弦细而濡。

【方解】杏仁:宣利上焦肺气,气化则湿化。

白蔻仁:芳香化湿,行气宽中。

薏苡仁:渗利湿热而健脾。

滑石、通草、竹叶:利湿清热。

半夏、厚朴:行气化湿,散结除痞。

【方歌】三仁杏蔻薏苡仁,朴夏白通滑竹伦,

水用甘澜扬百遍,湿温初起法堪遵。

【联想】三仁半夜朴通滑。

甘露消毒丹

【功用】利湿化浊,清热解毒。

【主治】湿温时疫。发热倦怠,胸闷腹胀,肢酸咽肿,身目发黄,颐肿口渴,小便短赤,泄泻淋浊等,舌苔淡白或厚腻或干黄。并主水土不服。

【方解】滑石:清利湿热而解暑。

茵陈:清热利湿而退黄。

黄芩:清热解毒而燥湿。

石菖蒲、藿香、白豆蔻、薄荷:芳香化浊,行气悦脾。

射干、贝母:降肺气,利咽喉。

木通、连翘:清热利湿。

【方歌】甘露消毒蔻藿香,茵陈滑石木通菖,

芩翘贝母射干薄,湿温时疫是主方。

【联想】黄伯因通寇被连香蒲射死。

连朴饮

【功用】清热化湿,理气和中。

【主治】湿热霍乱。上吐下泻,胸脘痞闷,心烦躁扰,小便短赤,舌苔黄腻,脉滑数等。

【方解】厚朴:行气化湿。

黄连:清热燥湿。

栀子、豆豉:清宣胸脘之郁热。

菖蒲:芳香化湿而悦脾。

半夏:燥湿降逆而和胃。

芦根:清热止呕除烦。

【方歌】连朴饮用香豆豉,菖蒲半夏焦山栀,

芦根厚朴黄连入,湿热霍乱此方施。

【联想】芦朴伴唱不知廉耻。

二妙散

【功用】清热燥湿。

【主治】湿热下注证。筋骨疼痛,或两足痿软,或足膝红肿疼痛,或湿热带下,下部湿疮等,小便短赤,舌苔黄腻者。

【方解】黄柏、苍术:清热燥湿。

【方歌】二妙散中苍柏兼,若云三妙牛膝添,

四妙再加薏苡仁,湿热下注痿痹痊。

【联想】黄叔。

第三节　利水渗湿

五苓散

【功用】利水渗湿,温阳化气。

【主治】1. 蓄水证。小便不利,头痛微热,烦渴欲饮,甚则水入即吐,舌苔白,脉浮。2. 水湿内停。水肿,泄泻,小便不利,以及霍乱等。3. 痰饮。脐下动悸,吐涎沫而头眩,或短气而咳者。

【方解】泽泻、茯苓、猪苓:利水渗湿。

白术:健脾益气,运化水湿。

桂枝:发汗解表,温阳化气。

【方歌】五苓散治太阳府，泽泻白术与二苓，
温阳化气添桂枝，利便解表治水停。

【联想】谢二玲主贵。

猪苓汤

【功用】利水清热养阴。

【主治】水热互结证。小便不利，发热，口渴欲饮，或心烦不寐，或兼有咳嗽，呕恶，下利等，舌红苔白或微黄，脉细数者。

【方解】猪苓、茯苓、泽泻：渗利小便。
滑石：清热通淋。
阿胶：滋阴润燥。

【方歌】猪苓汤用猪茯苓，泽泻滑石阿胶并，
小便不利兼烦渴，利水养阴热亦平。

【联想】谢二玲狡猾。

防己黄芪汤

【功用】益气祛风，健脾利水。

【主治】风水或风湿。汗出恶风，身重，小便不利，舌淡苔白，脉浮。

【方解】防己：祛风行水。

黄芪：益气固表，行水消肿。

白术：补气健脾祛湿。

甘草：培土和中，调和诸药。

姜、枣：调和营卫。

【方歌】防己黄芪金匮方，白术甘草枣生姜，

汗出恶风兼身重，表虚湿盛服之康。

【联想】姜老大挤黄叔。

五皮散

【功用】利水消肿，理气健脾。

【主治】皮水。一身悉肿，肢体沉重，心腹胀满，上气喘急，小便不利，以及妊娠水肿等，苔白腻，脉缓。

【方解】茯苓皮：利水渗湿，补脾助运。

生姜皮：湿散水饮。

桑白皮：肃降肺气，通调水道。

大腹皮：下气行水，消胀满。

陈橘皮：理气和胃，化湿浊。

【方歌】五皮散用五般皮，陈茯姜桑大腹奇，

或以五加易桑白，脾虚肤胀此方施。

【联想】陈江玲丧父。

第四节　温化水湿

苓桂术甘汤

【功用】温阳化饮，健脾利湿。

【主治】痰饮。胸胁支满，目眩心悸，或短气而咳，舌苔白滑，脉弦滑。

【方解】茯苓：健脾利湿，祛痰化饮。

桂枝：温阳化饮，平冲降逆。

白术：健脾燥湿，助脾运化。

甘草：益气和中。

【方歌】苓桂术甘化饮剂，温阳化饮又健脾，

饮邪上逆胸胁满，水饮下行悸眩去。

【联想】苓桂术甘汤。

甘草干姜茯苓白术汤

【功用】祛寒除湿。

【主治】肾著病。身重腰下冷痛，腰重如带五千钱，饮食如故，口不渴，小便自利，舌淡苔白，脉沉迟或沉缓。

【方解】干姜：温中祛寒。

茯苓：淡渗利湿。

白术：健脾燥湿。

甘草：和脾胃。

【方歌】肾著汤内用干姜，茯苓甘草白术襄，

伤温身重与腰冷，亦名甘姜苓术汤。

【联想】苓术姜草。

真武汤

【功用】温阳利水。

【主治】1. 脾肾阳虚，水气内停证。小便不利，四肢沉重疼痛，腹痛下利，或肢体浮肿，苔白不渴，脉沉。2. 太阳病发汗太过，阳虚水泛。汗出不解，其人仍发热，心下悸，头眩，身瞤动，振振欲擗地。

【方解】附子：温肾暖脾，以助阳气。

茯苓：健脾渗湿，以利水邪。

生姜：温阳祛寒，温散水气。

白术：健脾燥湿，以助运化。

白芍：敛阴缓急，兼利小便。

【方歌】真武汤壮肾中阳，茯苓术芍附生姜，

少阴腹痛有水气，悸眩瞤惕保安康。

【联想】姜叔扶少阳。

实脾散

【功用】温阳健脾，行气利水。

【主治】阳虚水肿。身半以下肿甚，手足不温，口中不渴，胸腹胀满，大便溏薄，舌苔白腻，脉沉弦而迟者。

【方解】附子、干姜：温养脾肾，扶阳抑阴。

茯苓、白术：健脾燥湿，淡渗利水。

木瓜：芳香醒脾，化湿利水。

厚朴、木香、大腹子、草果：下气导滞，化湿行水。

草、姜、枣：调和诸药，益脾和中。

【方歌】实脾苓术与木瓜，甘草木香大腹加，

草果附姜兼厚朴，虚寒阴水效堪夸。

【联想】姜大叔炒干茯苓，瓜果后付冰箱。

第五节 祛湿化浊

萆薢分清饮

【功用】温暖下元,利湿化浊。

【主治】虚寒白浊。小便频数,白如米泔,凝如膏糊,舌淡苔白,脉沉。

【方解】川萆薢:利湿化浊。

益智仁:温补肾阳,缩尿止遗。

乌药:温肾寒,暖膀胱。

石菖蒲:化浊除湿。

【方歌】萆薢分清石菖蒲,萆薢乌药益智俱,

或益茯苓盐煎服,通心固肾浊精驱。

【联想】鼻烟厂无人。

完带汤

【功用】补脾疏肝，化湿止带。

【主治】脾虚肝郁，湿浊带下。带下色白，清稀如涕，肢体倦怠，舌淡苔白，脉缓或濡弱。

【方解】人参、白术、山药：健脾祛湿。

苍术、陈皮：燥湿运脾。

车前子：淡渗利湿。

白芍、柴胡：舒肝解郁。

芥穗：胜湿止带。

甘草：调药和中。

【方歌】完带汤中用白术，山药人参白芍辅，

苍术车前黑芥穗，陈皮甘草与柴胡。

【联想】生猪皮，山柴草，带车两百斤。

第十五章　祛痰剂

凡以祛痰药为主组成，具有除痰饮作用，治疗各种痰病的方剂，统称为祛痰剂。

第一节　燥湿化痰

二陈汤

【功用】燥湿化痰，理气和中。

【主治】湿痰咳嗽。痰多色白易咯，胸膈痞闷，恶心呕吐，肢体倦怠，或头眩心悸，舌苔白润，脉滑。

【方解】半夏：燥湿化痰，和胃止呕。

橘红：理气燥湿，气顺痰清。

茯苓：健脾渗湿，痰无由生。

生姜：降逆化痰，制夏之毒。

乌梅：收敛肺气，使祛痰不伤正。

甘草：调和诸药，润肺和中。

【方歌】二陈汤用半夏陈，益以茯苓甘草臣，

利气和中燥湿痰，煎加生姜与乌梅。

【联想】陈国老，夏伏去乌江。

茯苓丸

【功用】燥湿行气，软坚化痰。

【主治】痰停中脘证。两臂疼痛，手不得上举，或左右时复转移，或两手疲软，或四肢浮肿，舌苔白腻，脉沉细或弦滑等。

【方解】半夏：燥湿化痰，消已成之痰。

茯苓：健脾渗湿，绝生痰之源。

枳壳：理气宽中，使气行痰消。

风化朴硝：软坚润下，消结癖停痰。

【方歌】指迷茯苓丸半夏，风硝枳壳姜汤下，

中脘停痰肩臂痛，气行痰消痛自罢。

【联想】灵芝拌朴硝。

温胆汤

【功用】理气化痰，清胆和胃。

【主治】胆胃不和，痰热内扰证。胆怯易惊，虚烦不宁，失眠多梦，呕吐呃逆，癫痫等证。

【方解】半夏：降逆和胃，燥湿化痰。

竹茹：清热化痰，止呕除烦。

枳实：行气消痰。

陈皮：理气燥湿。

茯苓：健脾利湿。

姜、枣、草：益脾和胃，调和诸药。

【方歌】温胆汤中苓半草，枳竹陈皮加姜枣，

虚烦不眠证多端，此系胆虚痰热扰。

【联想】江竹实，二陈取铃。

第二节　清热化痰

清气化痰丸

【功用】清热化痰，理气止咳。

【主治】痰热咳嗽。痰稠色黄，咯之不爽，胸膈痞闷，甚则气急呕恶，舌质红，苔黄腻，脉滑数。

【方解】胆南星：清热化痰。

黄芩、瓜蒌仁：降肺火，化热痰。

枳实、杏仁：下气消痞，宣肺利气。

半夏、陈皮、茯苓:健脾理气,燥湿化痰。

【方歌】清气化痰星夏橘,杏仁枳实瓜蒌实,

芩苓姜汁糊为丸,气顺火消痰自失。

【联想】秦连母结马草账花费十元。

小陷胸汤

【功用】清热化痰,宽胸散结。

【主治】痰热互结证。胸脘痞闷,按之则痛,或咳痰黄稠,舌苔黄腻,脉滑数。

【方解】瓜蒌:清热化痰,通胸膈之痹。

黄连:清热降火,除心下之痞。

半夏:降逆化痰,除心下之结。

【方歌】小陷胸汤连夏蒌,宽胸开结涤痰优,

膈上热痰痞满痛,舌苔黄腻服之休。

【联想】连下楼。

第三节 润燥化痰

贝母瓜蒌散

【功用】润肺清热，理气化痰。

【主治】燥痰咳嗽。咯痰不爽，涩而难出，咽喉干燥，苔白而干等。

【方解】贝母：清热润肺，化痰止咳。

瓜蒌：清热润燥，理气涤痰。

天花粉：清热化痰，生津润燥。

茯苓：健脾利湿。

橘红：理气化痰。

桔梗：宣利肺气。

【方歌】贝母瓜蒌花粉研,橘红桔梗茯苓添,
　　　　呛咳咽干痰难出,润燥化痰病自安。

【联想】红粉夫人背桔梗。

第四节　温化寒痰

苓甘五味姜辛汤

【功用】温肺化饮。

【主治】寒饮咳嗽。咳痰量多,清稀色白,胸膈不快,舌苔白滑,脉弦滑等。

【方解】干姜:温肺散寒。
　　　　细辛:温肺散寒。
　　　　茯苓:健脾渗湿。
　　　　五味子:敛肺止痰。

甘草:调和诸药。

【方歌】苓甘五味姜辛汤,温阳化饮常用方,

半夏杏仁均可入,寒痰冷饮保安康。

【联想】苓甘五味姜辛。

第五节 化痰息风

半夏白术天麻汤

【功用】燥湿化痰,平肝息风。

【主治】风痰上扰证。眩晕头痛,胸闷呕恶,舌苔白腻,脉弦滑等。

【方解】半夏:燥湿化痰,降逆止呕。

天麻:平肝息风,而止头眩。

白术:健脾燥湿。

茯苓:健脾渗湿。

橘红:理气化痰。

甘草:调和药性。

【方歌】半夏白术天麻汤,苓草橘红大枣姜,

眩晕头痛风痰证,热盛阴亏切莫尝。

【联想】夏天找红苓草煮生姜。

第十六章 消食剂

以消食药物为主组成,具有消食健脾,除痞化积等作用,以治疗食积停滞方剂,统称为消食剂。

第一节 消食化滞

保和丸

【功用】消食和胃。

【主治】食积。脘腹痞满胀痛，嗳腐吞酸，恶食呕吐，或大便泄泻，舌苔厚腻，脉滑等。

【方解】山楂：消一切饮食积滞。

神曲：消食健脾。

莱菔子、萝卜子：下气消食。

半夏、陈皮：行气化滞，和胃止呕。

茯苓：健脾渗湿，和中止泻。

连翘：清热散结。

【方歌】保和神曲与山楂，苓夏陈翘菔子加，

炊饼为丸白汤下，消食和胃效堪夸。

【联想】陈富巧下令装山神。

枳实导滞丸

【功用】消食导滞，清热祛湿。

【主治】湿热食积。脘腹胀痛，下痢泄泻，或大便秘结，小便短赤，舌苔黄腻，脉沉有力。

【方解】大黄：通导大便，攻积泻热。

枳实：行气导滞，消胀除满。

黄连、黄芩：清热燥湿止痢。

茯苓、泽泻：利水渗湿止泻。

白术：健脾燥湿，使攻积不伤正。

神曲：消食化湿，使食消脾胃和。

【方歌】枳实导滞首大黄，芩连曲术茯苓襄，

泽泻蒸饼糊丸服，湿热积滞力能攘。

【联想】神将军指令秦连卸猪。

木香槟榔丸

【功用】行气导滞，攻积泄热。

【主治】痢疾，食积。赤白痢疾，里急后重，或食积内停，脘腹胀满，大便秘结，舌苔黄腻，脉沉实。

【方解】木香、槟榔：行气化滞，消胀除满。

牵牛、大黄：攻积导滞，泄热通便。

青皮、陈皮：行气化积，理气和胃。

香附、莪术：疏肝解郁，破血行气。

黄连、黄柏：清热燥湿止痛。

【方歌】木香槟榔青陈皮，黄柏黄连莪术齐，

大黄黑丑兼香附，泻痢后重热滞宜。

【联想】木香槟榔清晨香，牵黄鹅。

第二节 健脾消食

健脾丸

【功用】健脾和胃，消食止泻。

【主治】脾虚停食证。食少难消，脘腹痞闷，大便溏薄，苔腻微黄，脉象虚弱。

【方解】四君子汤：补气健脾，渗湿止泻。

山药、肉蔻：健脾止泻。

山楂、神曲、麦芽：消食化滞。

木香、砂仁、陈皮：理气和胃。

黄连：清热燥湿。

【方歌】健脾参术苓草陈，肉蔻香连合砂仁，

楂肉山药曲麦炒，消补兼施此方寻。

【联想】陈四君想要杀山神卖黄肉。

肥儿丸

【功用】健脾消食，清热驱虫。

【主治】小儿疳积。消化不良，面黄体瘦，肚腹胀满，发热口

臭，大便溏薄，以及虫积腹痛。

【方解】神曲、麦芽：健脾胃，消食积。

黄连：泻郁热。

肉豆蔻：健脾胃而止泄泻。

木香：理中气而止腹痛。

槟榔、使君子：驱虫。

胆汁：泻肝胃热积。

【方歌】胆儿丸内用使君，豆蔻香连曲麦槟，

猪胆为丸热水下，虫疳食积一扫清。

【联想】四君二连君，三仙抄芦荟。

第十七章　驱虫剂

凡以驱虫药物为主组成，具有驱虫或杀虫等作用，用于治疗人体寄生虫的方剂，统称为驱虫剂。

乌梅丸

【功用】温脏安蛔。

【主治】蛔厥证。腹痛时作，心烦呕吐，时发时止，常自吐蛔，手足厥冷。亦治久痢久泻。

【方解】乌梅：酸能制蛔，以安其动扰。

蜀椒、细辛：辛能伏蛔，温可祛肠寒。

黄连、黄柏：苦能下蛔，寒能清上热。

干姜、桂枝、附子：温脏祛寒。

人参、当归：补养气血。

【方歌】乌梅丸用细辛桂，黄连黄柏及当归，

人参椒姜加附子，清上温下又安蛔。

【联想】黄脸妹归属新疆贵妇人。

第十八章　涌吐剂

凡以涌吐药物为主组成，具有涌吐痰涎、宿食、毒物等作用，以治疗痰厥、食积、误食毒物的方剂，统称为涌吐剂。

瓜蒂散

【功用】涌吐痰涎宿食。

【主治】痰涎宿食，壅滞胸脘证。胸中痞鞕，懊侬不安，欲吐不出，气上冲咽喉不得息，寸脉微浮者。

【方解】瓜蒂：味苦，善吐痰涎宿食。

赤小豆：味酸，能祛湿除烦满。

【方歌】瓜蒂散中赤小豆，豆豉汁调酸苦凑，

逐邪涌吐功最捷，胸脘痰食服之瘳。

【联想】豆小弟。